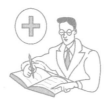

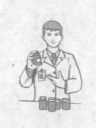

高血压怎么吃

张汝峰 编著

天津出版传媒集团

天津科学技术出版社

图书在版编目（CIP）数据

高血压怎么吃 / 张汝峰编著 . -- 天津：天津科学
技术出版社，2013.1（2021.7 重印）

ISBN 978-7-5308-7622-0

Ⅰ.①高… Ⅱ.①张… Ⅲ.①高血压－食物疗法
Ⅳ.① R247.1

中国版本图书馆 CIP 数据核字（2012）第 299365 号

高血压怎么吃

GAOXUEYA ZENME CHI

策 划 人：杨 讅
责任编辑：梁 旭
责任印制：兰 毅

出　　版：天津出版传媒集团
　　　　　天津科学技术出版社
地　　址：天津市西康路 35 号
邮　　编：300051
电　　话：（022）23332490
网　　址：www.tjkjcbs.com.cn
发　　行：新华书店经销
印　　刷：北京一鑫印务有限责任公司

开本 720×1020　1/16　印张 16　字数 280 000
2021 年 7 月第 1 版第 3 次印刷
定价：45.00 元

前言

Foreword

　　高血压是现代人常患的疾病之一。高血压被称为"隐形杀手"，它对身体的损害往往不易被察觉，但它却在人类十大死因中排名第二。更加可怕的是，如果高血压的状况长期持续下去，还会引起中风、心血管疾病、肾病等一系列并发症。除了致命以外，身患高血压还会让人们的生活品质大打折扣。

　　目前，关于高血压的各种预防知识在不断普及，医疗技术也比较发达，能够帮助患者较好地控制高血压，但是每年患高血压的人数依然在增加，症状不断加重的患者也为数不少。这是为什么呢？过大的工作压力、快节奏的现代生活，让人们习惯了不规律的饮食，经常饥一顿饱一顿，或者吃一些盐分过高或者高热量的快餐。在有机会享受大餐的时候，又往往贪求口舌之欲，不注意营养和健康，只图大快朵颐。饮食不规律、饮食结构不合理正是导致高血压的罪魁祸首。不会吃，让很多人"吃"出了高血压。

　　对高血压患者而言，病情的控制不仅需要医护人员的指导，更需要自己和家人的配合；药物的治疗不可忽视，知道怎么吃尤为重要。俗话说，"病从口入"，这就需要患者在生活的各个方面，尤其是饮食上格外注意和留神，进行良好的自我管理和自我检测。但若没有丰富的相关知识，可能一时疏忽就吃错了，血压值当然不会降低。也有些患者草木皆兵，什么都不敢吃，让自己的饮食单调乏味。想要战胜高血压，必须进行合理的饮食控制，必须知道吃什么、怎么吃。本书正是高血压护理专家根据自身多年的高血压研究和护理经验，根据患者的需要，对患者进行的详细指导。书中先系统介绍了关于高血压的基本知识，又提出了防治高血压的2大营养攻略及战胜高血压的9大食疗技巧，并针对经常困扰患者的一些常见食疗问题予以解答，对一些错误的饮食观念予以澄清，还详细介绍了59种可降压食材和76道美味菜肴，让高血压患者能够吃出健康。而居家防治的4大方法，则让人们在饮食调控之外，多管齐下，从而达到更好的保健效果。

　　健康是人的基本权利，是幸福快乐的基础。让我们一起翻开本书，来了解"降压密码"，"吃"掉高血压，吃出好身体。

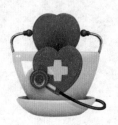

目 录
CONTENTS

第2章 防治高血压的2大营养攻略

第1章 认识高血压的4个关键词

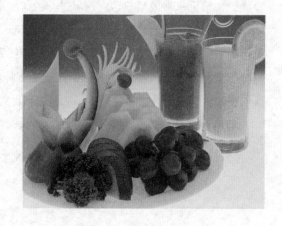

第3章 高血压患者的9大食疗技巧

第4章 关于高血压食疗的20个疑问解答

第5章 有效降低血压的59种食材

第6章 高血压食疗76道美味菜肴

第7章 10大类型高血压患者的饮食调理

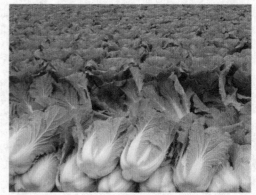

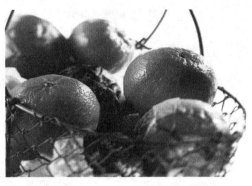

第8章 高血压的4项居家防治方法

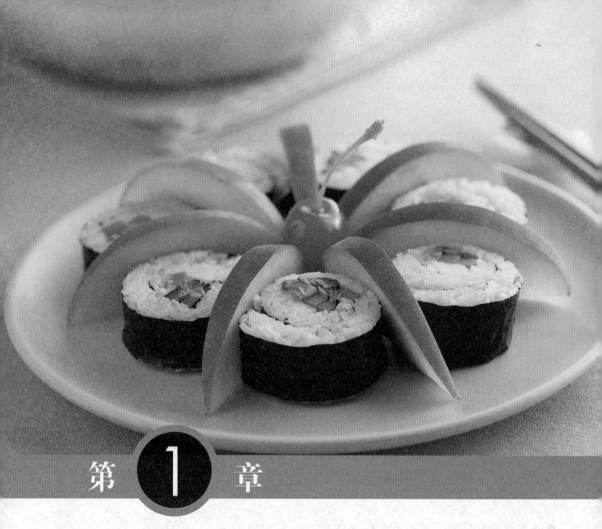

第 1 章

认识高血压的4个关键词

高血压正严重威胁人们的健康，是人类十大死因之一。但是，遗憾的是，大多数患者并不了解自己的病情，对高血压的认识也非常有限，所以高血压也被称为"沉默杀手"。俗话说"知己知彼，方能百战不殆"，要战胜高血压，就必须先了解它。那么，就让我们通过4个关键词来认识高血压吧。

关键词1：血压

　　随着人们对医疗卫生保健知识的不断增加，大家对自己的健康越来越关心，很多人都十分关心自己的血压是否正常，是否患有高血压。要想对高血压有全面的认识，首先要从认识人体的血压开始。

⊙ 什么是血压

　　血液内含有氧气和营养，经由血管不断地送往全身的部位，维持生命不可或缺的血液循环，促使血液流动所需的压力，特别是遍及血管和动脉壁的压力，称之为血压。

⊙ 血压的最佳测量方法

　　血压在一天之中会有波动，尤其当面临重要工作或在人多的场合发言时，即使是一个正常人，血压也会一下子升高20~30毫米汞柱（2.7~4千帕）。

　　为了较客观地测得自己的血压，应交叉时间进行测量，最少测三四次，而且要尽可能在轻松平静的状态下测量。

　　血压的正确测量法及其测量要领：

　　尽可能在温暖、安静的环境中测量。测量前安静地待数分钟。假如系了领带，要先松开领带，解开衬衫纽扣。测量之前，先上厕所。血压计缠臂的部分应与心脏在同一高度。心情确实难以平静时，做几次深呼吸后再重新测量。服用降压药期间，遵照医生指示，在站立或侧卧状态下进行测量。当血压比以前略高或略低时，要保持平静心态，不可血压一升高就焦虑忧愁，一降低就得意忘形。

　　平时自测血压以了解身体状况，但一年

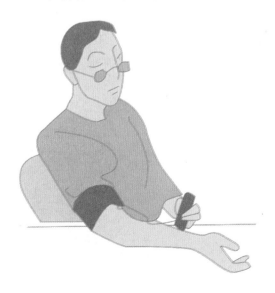

之中至少由医生测量两三次，应由医生判断血压的测量结果。

⊙最大血压和最小血压

血液循环：将血液输送到全身，便是利用心脏收缩的作用。具有收缩功能的心脏，将血液液体经由血管输送到全身的系统，称之为循环系统。

血压：促使血液流动所需的压力，特别是遍及血管和动脉壁的压力，称之为血压。

收缩压（高压）：血压透过所谓的收缩作用输送血液（心跳次数）次数多的时候，假使血液流动的阻力（总末端神经系统阻力）增大，将会造成血压升高。

其中含义让我们以心脏收缩的构造来说明。只要心脏的左心室收缩，便会将心脏的血液输往大动脉，这时所产生的数值就称为收缩压，也就是高压。

舒张压（低压）：左心室结束收缩后，左心室和动脉之间的左心室便会关闭，停止血液输送，这时血液会从左心房流到左心室，形成左心室扩张的现象。另

一方面，血液输送到大动脉时，将使大动脉扩张，并将血液积聚于大动脉后，输送至全身的末梢动脉，此时的血压值最小。此数值是舒张时期的血压，也就是低压。

阻力血管：血液流到细小动脉时空间开始变狭小，阻力开始增大，使舒张期的血压变高。细小动脉因血液流动时产生阻力的情形，因此又称为阻力血管。动脉硬化情况持续下去，交感神经的律动变得更加活跃的话，将会使阻力增大。

⊙脉压过大须多加注意

以前据说脉压小不太好，但现在取而代之的是脉压过大才是不好的现象。

（1）脉压是指收缩期（最大）血压和舒张期（最小）血压的差距

收缩期的血压不变而舒张期的血压升高，此时脉压会变小，相反的，舒张期的血压不变，收缩期的血压升高，脉压将会升高。

（2）脉压主要是依据大动脉的弹性而定

年长者如果有持续大动脉硬化的现象，使得弹性变小，贮存血液的能力便会减弱，而进入大动脉的血液因和急速送至末端的细小动脉的阻力互相撞击，使得收缩压增高。另一方面，舒张压贮存于大动脉的血量过小而变低，将使脉压变大。上述的情形可称为收缩期高血压。也就是说，年长者可以透过大动脉的弹性判断脉压的大小。

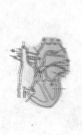
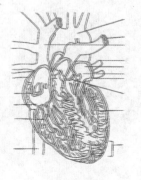

（3）心脏跳动量增加也是信号之一

心脏是靠着左心室的收缩日夜不休地输送血液。每收缩一回心脏送出的血液量（心跳1次）×1分钟的心跳次数就等于心脏跳动量。心跳次数是根据心脏肌肉的收缩能力和大静脉从心脏的右心房返回静脉的回流量、交感神经系统、副交感神经系统等自律神经调节而定。

正常安静时心脏跳动量1分钟约5升，运动时测量增加5~6倍，并将氧气、养分供给至全身。然而因为同时末梢的动脉扩张使总末梢动脉的阻力下降，让血压并不会因此升高。另一方面，因食盐摄取过多，使肾脏机能减弱，而造成排出食盐的尿液功能变差，将会使得静脉回流量增加，心跳次数增加，血压因而上升。

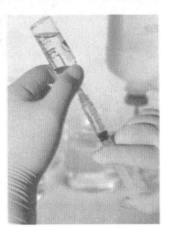

知识小百科

冬季流鼻血当心高血压

冬季，由于空气干燥，早晚温差大，一些老人频频出现鼻子流血现象，一检查才得知竟是高血压惹的祸。所以冬季的老年鼻出血，多数是动脉硬化、高血压或脑出血等全身疾病的早期信号之一。

流鼻血千万别仰头。专家提醒，鼻出血后，很多人习惯仰头止血。实际上仰头止血危害大，有可能引发其他疾病。鼻出血大多发生在鼻腔前方，仰头止血时，血会流到口腔、气管，咳嗽时甚至会进入肺部，引起气管炎甚至肺炎，还可能堵塞气管，引起呼吸困难，甚至危及生命。

处理流鼻血的方法。头部稍向前倾，使已流出的血液从鼻孔外排出，以免留在鼻腔内干扰到呼吸的气流；如果仅是鼻黏膜破损引起的鼻子出血，病人可手捧冷水拍一下颈部，或用棉球、卫生纸等塞住出血鼻腔，一般塞5分钟即可；如果出血量较大或较猛，用上述方法仍不能止血，或是因鼻黏膜干燥之外引起的鼻出血，要及时到医院就诊，做进一步处置。

关键词2：高血压

高血压是现代人最常患的疾病之一，而患高血压者往往不容易察觉。也因此容易造成置之不理的情形，如果高血压的状况长期持续下去，还会带来一系列并发症，所以高血压又称为"沉默杀手"。我们只有对高血压有了充分的了解，才能更好地预防和治疗这位"沉默杀手"。

⊙高血压的定义

高血压是指收缩压（SBP）和舒张压（DBP）升高的临床综合征。医学调查表明，血压有个体和性别的差异。一般说来，肥胖的人血压稍高于中等体格的人；女性在更年期前血压比同龄男性略低，更年期后动脉血压有较明显的升高。人群的动脉血压都随年龄增长而升高。很难在正常与高血压之间划一明确的界限。

根据调查研究表明，治疗高血压能降低一系列心血管疾病的发生、发展；求证医学的发展，使人们认识到理想血压的概念。这些医学的进步使高血压的定义不断得到修改和完善。1999年，世界卫生组织、国际高血压学会（WHO／ISH）根据世界范围的高血压研究成果及近百年来高血压防治中的实践经验总结，经过反复研究，第四次修改了高血压处理指南，并确定了新的高血压定义与诊断分级标准，规定收缩压≥140毫米汞柱（18.67千帕）和（或）舒张压≥90毫米汞柱（12.0千帕）为高血压。

⊙高血压的分类

高血压可按病因和人群进行分类。

（1）按病因分类

按照病因将高血压分为原发性与继发性两种。

①原发性高血压：原发性高血压是指发病机制尚未完全明了，而临床上又以体循环动脉压升高为主要表现的一种疾病，占人群高血压患者的95％以上。动脉压升高主要是由于周围小动脉阻力增高所致，可伴有不同程度的心排血量和血容量的增加。一般说来，原发性高血压的确定是在排除继发性高血压以后才能进行，就是已经确定了原发性高血压，也应给患者明确发病因素。确定的发病因素有遗传、肥胖、高盐饮食、饮酒、精神紧张等，并指导患者消除这些危险因

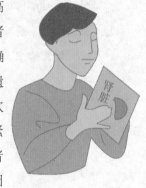

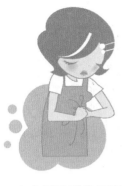

素，降低血压，预防心血管疾病。

②继发性高血压：继发性高血压是指由于患者患了某些比较明确的疾病，这些疾病常常伴有血压升高，即高血压是那些疾病的一个症状或体征，这些患者血压升高的原因基本明确，故称为继发性高血压。

继发性高血压虽只占高血压人群的1%~5%，但因其病因明确，如能注意诊断，其中部分患者可以得到根治。对于继发性高血压的原发疾病不能及时发现和确诊者，将会严重危害人们健康。因此，在给每一例高血压患者诊断时，一定要想到做好高血压的诊断工作。

（2）按患者人群分类

①老年人高血压：高血压在60岁或以上的人群中是最为常见的疾病。但随着流行病学和临床观察研究的进展，目前并未能得出老年人高血压需另有诊断标准。WHO／ISH在1999年未再给老年人确定独立的高血压诊断标准，但进一步认识到收缩期高血压是老年人中最为常见的类型，并了解到即使是单纯收缩压的升高，给患者带来的靶器官的损害等不良后果与舒张压升高是同样重要的。同时，降低老年人升高的血压同样会减少冠心病、脑卒中、心力衰竭和肾功能不全的发病和死亡。因

此，对老年人的血压升高已不再认为是老龄化过程中的自然生理性改变。一些收缩期高血压老年病人中期治疗目标是使收缩压低于160毫米汞柱（21.33千帕），但最终目标仍然希望和年轻人一样低于140／90毫米汞柱（18.66／12.0千帕）。

②儿童高血压：流行病学研究表明，有些成人原发性高血压始于儿童，因此，对儿童高血压的研究是探讨促使血压升高的因素及其控制（或改变）措施的最好途径。但对儿童的研究不同于成年人（如对象的选择、血压的测量、血压升高的定义），要有更为严密的设计和研究方法，才能得出科学的结论。

③妇女高血压：妇女高血压包括妊娠时高血压，其诊断有其特殊性。

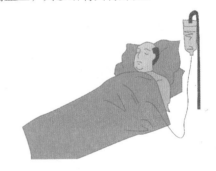

④特殊类型高血压：目前高血压治疗按照个体化的原则，结合病人的具体情况将高血压分为不同的类型，例如顽固性高血压，白大衣高血压，伴有心、脑、肾损害的高血压，伴有糖尿病、高脂血症等特殊情况的高血压，特别是夜间高血压和清晨高血压目前正在引起人们的重视。

⊙高血压是一种状态不是病

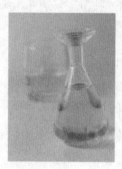

高血压不能统统都说是病。当医生诊断为高血压时，应进一步做全面的身体检查。如果是因为肾脏或副肾等出现病变而导致的高血压，称为继发性（症候性）高血压。这种类型的高血压患者以年轻人居多。对于这类高血压应先找病因，对症治疗，血压将随病愈而下降。

很多高血压患者即使进行全面细致的检查也找不出引起高血压的病变，这种类型称之为原发性高血压。40岁以上的高血压患者大都属于这一类。我们通常所说的高血压一般指原发性高血压。

医学研究证实，高血压与遗传及饮食、生活习惯等关系密切，目前对高血压仍无法彻底治愈。近年来医学界开发了各种新药，可以使高血压患者的病情有所缓解或得以控制，享受和正常人一样的生活。但是高血压患者不能只依赖药物，还应当辅以食疗方法，以及改变生活习惯，来保持健康，否则仍然会出现各种健康问题。

⊙怎样才算高血压

关于这一点，判断的标准不尽相同。通常，去医院测量血压（随机血压）时，如果收缩压超过140毫米汞柱，舒张压超过90毫米汞柱，或收缩压、舒张压任何一种超

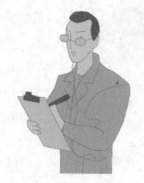

过正常范围时，就算是高血压。

正常的血压范围因年龄不同而有差别。年轻人血压超过140／90毫米汞柱，而中、老年人超过160／90毫米汞柱，即诊断为高血压。

高血压患者如果没有什么特殊紧急情况，一般不提倡服用降压药。但是患者要定期测量血压，进行必要的检查，以便随时监测身体健康状况。

判断高血压类型时，需参考患者的年龄、血压值、家族中有无高血压病史，以及尿液、血液、胸部X光照片、心电图等的检查结果。如果怀疑为继发性高血压，应进一步做多项更深入的检查。

⊙高血压的常见症状

高血压的常见症状有哪些呢?

头晕：为高血压最常见的症状。有些是瞬间性的，常在突然下蹲或起立时出现；有些是持续性的。头晕是病人的主要痛苦所在，其头部有持续性的沉闷不适感，严重地妨碍思考、影响工作，对周围事物失去兴趣。当出现高血压病症或椎一基底动脉供血不足时，可出现与内耳眩晕

症相类似的症状。

头痛：是高血压常见症状，多为持续性钝痛或搏动性胀痛，甚至有炸裂样剧痛，疼痛部位多在额头两旁的太阳穴和后脑勺，常在早晨睡醒时发生，起床活动及饭后逐渐减轻。

烦躁、心悸、失眠：高血压病患者性情多较急躁，遇事敏感，易激动。心悸、失眠较常见，失眠多为入睡困难或早醒、睡眠不实、梦多、易醒。这与大脑皮层功能紊乱及植物神经功能失调有关。

注意力不集中，记忆力减退：早期多不明显，但随着病情发展而逐渐加重。表现为注意力容易分散，近期记忆减退，常对近期的事情很难记住，对过去的事如童年时代的事情却记忆犹新。因频繁发生而令人苦恼，故常成为促使病人就诊的原因之一。

肢体麻木：常见手指、脚趾麻木或皮肤如蚁行感，或颈背肌肉紧张、酸痛，部分病人常感手指不灵活。一般经过适当治疗后可以好转，但若肢体麻木较顽固，持续时间长，而且固定出现于某一肢体，并伴有肢体乏力、抽筋、跳痛时，应及时到医院就诊，预防中风发生。

出血：由于高血压可致动脉硬化，使血管弹性减退，脆性增加，故容易破裂出血。首先以鼻出血多见，其次是结膜出血、眼底出血、脑出血等，据统计，在大量鼻出血的病人中，大约有80%患有高血压。

综上所述，当病人出现莫名其妙的头晕、头痛或上述其他症状时，都要考虑是否患了高血压病。应及时去医院做进一步的检查，确诊是否已经患上高血压，避免病情进一步发展。

🧑‍⚕️ 知识小百科

年龄与高血压病也有关系吗？

高血压病发病率随年龄增长而增加。有些统计资料表明，10岁以下仅占总患病数的10%左右，40岁以上占总患病数的90%左右。中国资料表明，发病率情况为：4~14岁为0.86%，15~20岁为3.11%，20~29岁为3.91%，30~39岁为4.95%，40~49岁为8.60%，50~59岁为11.38%，60~69岁为17.23%。由此可见，40岁以后发病率明显增加。女性还常发生绝经期高血压，这也提示随年龄增长而发生的内在生理变化或长时间的外界因素作用，适于本病的发生。

关键词3：并发症

由于动脉压持续升高引发全身小动脉硬化，从而影响组织器官的血液供应，可造成各种严重后果，这就是高血压的并发症。在高血压的各种并发症中，以心、脑、肾的并发症最为显著。

⊙高血压为什么这么恐怖

高血压对心脏和血管都有一定影响。

（1）血压高对心脏的影响

身体的血管壁长期受到强大压力冲击，弹性渐失，当血管失去弹性变硬时，血压的流动更不顺畅，心脏只好更用力收缩，让血液能顺利将营养素及养分带到各个部位，长期下来，负责利用收缩压力将全心脏含氧血液送至全身的左心室会渐渐肥大，心壁的厚度便会跟着增加。

（2）血压高对血管的影响

血压高对血管的影响透过两种方式表现，一是破裂，一是粥状硬化引发阻塞。小血管较细薄，易发生破裂情形，大动脉较厚粗，易发生粥状硬化。

①血管破裂：血压愈高，血管壁的压力愈大，且会慢慢变硬、变窄，弹性不再，血管因而变得脆弱。倘若血压突然蹿升，血管壁承受不了过大的压力，便会破裂。如脑出血，常称为出血性卒中，还有蛛网膜下腔出血。

②粥状硬化引发阻塞：血管内壁在长期高血压、高血脂、糖尿病、抽烟等危险因子影响下造成损伤，低密度脂蛋白胆固醇得以渗透并局部积留于动脉内膜下，并在引起发炎反应及白血球进入内膜下，蜕变为巨噬细胞，吞噬脂蛋白，最后发展成为动脉硬化斑块。

若斑块出现裂痕或破裂，会吸引血小板黏结、聚集，形成血栓，阻塞动脉血流。临床常见的脑血栓形成，即缺血性卒中，还有脑栓塞、脑梗死。

⊙高血压的并发症

高血压造成血管病变，当血管病变发生，身体各器官组织会跟着出现损伤，脑部、心脏、主动脉、肾脏和眼底是影响最大的部分。

脑部：高血压造成血管阻塞，当阻塞发生在脑部，会导致阻塞性中风，如脑血栓与脑栓塞。脑血栓是大脑内部动脉血管壁上出现血凝块，完全堵住血管；脑栓塞的血凝块则来自于脑部以外,跟着循环系统流入脑血管,造成阻塞。不论是脑血栓或脑栓塞、阻塞、阻挡氧气与养分通过,易造成组织死亡,引发中风。

当破裂效应发生在脑部,会导致出血性中风,这是较少见的脑中风。当破裂的血管主要在脑组织内、接近脑部表面血管,为脑内出血,患者会失去意识,或立即在一、二小时内发展成半身不遂。当破裂血管位于蛛网膜下腔的脑血管,血液会大量流出累积在蛛网膜下腔,造成蛛网膜下腔出血,患者会剧烈头痛,但不会立即失去意识或中风。

心脏:高血压对血管造成的强大压力,会让血管变硬、管径变窄,不利于血液的输送,为了让血液能顺利送往全身,心脏只好更用力收缩,长期下来,左心室会肥大。当血管病变发生在冠状动脉时,会造成缺血性心脏病(狭心症)的发生,如心绞痛、心肌梗死。

主动脉:高血压易促使血管硬化,造成动脉壁的坏死,主动脉剥离就是因为血管内层及中层受不了压力,造成血管破裂,血液冲向内、中层间进行撕裂,造成血管剥离的现象。发生时会产生剧烈的疼痛,疼痛部位和发生部位有关。

肾脏:当肾脏内的微血管承受不住过高的血压,发生破裂,会影响器官组织运作,降低肾脏的功能,若没有加以控制,可能会导致肾衰竭。此外,血管的病变,也会造成肾脏功能不全、胃硬化等。

眼底:高血压对眼睛所造成的并发症,来自于血管病变。当视网膜上的血管系统发生病变,无法提供足够养分让眼睛维持正常功能,眼底并发症因此产生,如眼动脉硬化、痉挛、眼底出血或渗出液、视乳突水肿等。

知识小百科

冬天食用香蕉可降血压

香蕉能为人体提供降低血压的钾离子,而能升压和损伤血管的钠离子含量很低。尿钾上升、血压下降,特别是在原发性高血压病中,钾对血压的影响比钠离子更大,限钠增钾,对防治原发性高血压及脑溢血有明显针对性。

日本科学家从香蕉中发现一种能抑制升高血压的物质——血管紧张素转化酶抑制物质。因此经常食用香蕉对防治高血压有益。香蕉虽好,每天只能吃2个,多了既不吸收又有点浪费。

关键词4：引发因素

高血压是一种常见病、多发病，但我们没有必要为此恐慌，因为高血压病有它的好发人群。通过流行病学调查和研究，目前认为高血压的患病概率与下列因素有密切的关系。引发高血压的原因有很多，以下我们详细介绍引起高血压的因素。

⊙遗传因素

高血压会遗传吗？

不会，但会引起高血压的体质遗传。

根据医学界的研究，无论是高血压、低血压或者正常血压，血压的遗传因素很强，但这并不意味着父母有高血压，子女就一定有高血压，但值得注意的是不当的饮食习惯容易引发高血压。例如父母双方皆因饮食口味嗜重咸而患有高血压，子女随着父母养成这种习惯，助长了遗传的因素，成长后罹患高血压的可能性就相对较大。

高血压的体质虽然会遗传，但还是有很多方式可以克服这种体质。预防胜于治疗的原则，不管套用在哪种疾病上皆成立。因此，运动、饮食、健康的生活形态，是预防高血压最基本也是最有效的方式。

养成清淡饮食、定期运动、作息正常的生活方式，即使遗传了高血压的体质，也能有效控制血压、稳定血压。遗传了正常血压体质的人，也应遵守这样的原则。

⊙摄入食盐过多

在高血压众多的发病机制中，高盐饮食是引起高血压的一个重要原因，这已被越来越多的人所接受，但也有学者对这一说法持否定态度，如加拿大多伦多大学医学院教授、多伦多犹太医院高血压病研究所所长亚历山大·摩根医生，他说"减少食盐摄入量不一定可以防止高血压，摄入大量食盐也不一定会让血压增高"。

（1）注意食盐中的钠

摄入食盐过多会使血压升高，其根本原因目前尚未完全弄清，但根据大量的调查研究可以推断出，这似乎是由食盐中的钠引起的。食盐进入人体后，分解成氯离子和钠离子，从而使血液中钠离子的含量增多，引起水钠潴留从而引发高血压。

不仅食盐中含有钠，化学调味品中也含有钠，故高血压患者不但要控制食盐摄入量，也必须注意化学调味品的摄入量。

（2）减盐过度会导致什么结果

实行减盐饮食2~3年后，首先出现的症

状是全身倦怠、无力、食欲不振，不久之后人就会变得茫然，从而引发壮年性或老年性痴呆症。

在人体中，食盐的主要功能是在体内分解为钠离子，调整细胞中渗透压的平衡。简单地说，就是占人体体重2/3的水具有由高处流向低处的特性，水分会从离子浓度低的地方向离子浓度高的地方流，使离子浓度达到平均；而钠离子正好和水相反，它是由离子浓度高的地方向离子浓度低的地方流，和水一起调整人体的平衡。如果过度实行减盐饮食，体内的钠离子减少，水的流动变为单向，大部分水就会流出体外，细胞机能会因此停滞，带来生命危险。因此，在平时的饮食中要特别注意不可食盐太多，但也不能不食用盐。

⊙饮酒过量

关于饮酒是否会引起血压升高的问题，国内外的许多专家都对此进行了研究，如美国一项研究结果表明，在5000例30~59岁的人群中，若按世界卫生组织诊断高血压的标准（即收缩压≥160毫米汞柱且舒张压≥95毫米汞柱为高血压），则饮酒量与血压水平呈正相关，也就是说喝酒越多者血压水平越高。中国也有人进行过对照研究，结果发现饮酒者血压水平高于不饮酒者，特别是收缩压。有资料表明，每日饮酒30毫升，其收缩压可增高4毫米汞柱，舒张压可增高2毫米汞柱，患高血压的概率为50%；每日饮酒60毫升，收缩压可增高6毫米汞柱，舒张压可增高2~4毫米汞柱，患高血压的概率为100%。

为什么饮酒会使血压升高呢？其确切机理尚不清楚，可能与酒精引起交感神经兴奋、心脏输出量增加，间接引起肾素等其他血管收缩物质的释放增加有关。同时，酒精能使血管对多种升压物质的敏感性增加，从而导致血压升高。

但是，中医认为，少量饮酒可扩张血管、活血通脉、助药力、增食欲、消疲劳，所以一些针对病症的药酒可以少量饮用，特别是中风后遗症和冠心病患者，可适当选择某种药酒饮用，但要将量控制在最低限度。已有饮酒习惯的成年人，应限制饮酒量，每天喝白酒最好不超过50克。

因此，专家们建议：

①要劝阻儿童和青少年饮酒。

②已有高血压或其他心血管疾病者一定要戒酒。

③已有饮酒习惯的成年人应限制饮酒量，每天饮白酒最好不要超过50克。

④节假日或亲友相会时可适量饮些低度酒。

还应切记：

①控制饮酒量。

②控制下酒菜的含盐量，不可摄入过多食盐。

③尽量在家中饮酒。

④患有高血压并发症、脑动脉硬化症或肝脏不好的人应戒酒。

此外，酒是一种高热量的饮料，那些

节食后仍不能减肥的人，应考虑是否与饮酒过量有关。那么，可否饮酒后相应地少吃米饭，从而保持热量平衡呢？这是行不通的，因为酒中不含除糖以外的其他营养成分，长期这样做会造成营养不良，影响身体健康，所以发胖的人还是少量、有节制地饮酒最好。

⊙肥胖、便秘

肥胖和便秘已成为现代社会最常见的两种疾病，它们也很容易引起高血压。

（1）肥胖会使血压上升

很多人会问，为什么肥胖会使血压上升？研究指出，因为肥胖者的脂肪组织大量增加，扩充了血管，血液循环量相对增加，在正常心率的情况下，心搏出量要增加许多，心脏长期负担过重就会导致左心室肥厚，血压升高。

肥胖者的肾上腺皮质功能亢进及一定程度的水钠潴留，又进一步增加了血液循环量，使血压升高加剧。

专家在总结肥胖者高血压特点时指出：

①肥胖者的高血压与血容量、肾素水平无相关性。

②肥胖者的全身血管阻力低于消瘦者。

③当体重下降后，血压可降低，若体重在一年内减少8000克，收缩压可下降18毫米汞柱，舒张压可下降13毫米汞柱。

（2）便秘也会使血压上升

普通人大便时如果用力过猛，血压也会突然升高，高血压患者大便时当然就更容易使血压上升了，有不少高血压患者就因为在大便时用力过大而引发了脑溢血，因此高血压患者切不可忽视便秘。

要想预防便秘，就要注意平时的饮食，最根本的方法是要常摄取富含纤维素及水分的食物。当然，便秘类型不同，饮食情况也应有所不同。

便秘者只有在迫不得已时方可使用泻药或灌肠，因为使用泻药或灌肠会加重病情，易造成习惯性便秘，以致更难自然排便，所以治疗便秘要尽可能采用科学的食物疗法。

⊙肝脏疾病

肝是人体内最大的器质性脏器，重约1200~1500克，左右径约25厘米，前后径约15厘米，上下径约6厘米。

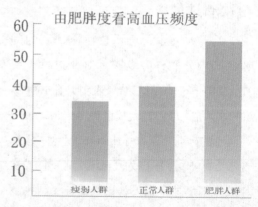

由肥胖度看高血压频度

肝的血液供应有25%~30%来自肝动脉，70%~75%来自门静脉。但由于肝动脉压力大、血液的含氧量高，所以它供给肝的氧量是肝所需氧量的40%~60%。门静脉汇集来自肠道的血液，将营养成分输送到肝脏合成加工。

当肝脏出现病变时，人们就会出现以下症状：心窝感到胀闷，右上腹部闷痛，黑斑增加，四肢麻痹；口臭、食欲不振，有恶心感觉；全身倦怠感日趋严重，持续性微热或并发恶寒；注意力不容易集中，脸色灰暗，皮肤呈黄疸色或觉瘙痒，尿液变为啤酒色，便秘且便色灰白。

全身的70%运转机能都是由肝脏来主控与协助完成的，很多慢性病都是因肝功能的失常而直接或间接造成，如过敏、抗体低落、肥胖、神经质、痛风、高血压、脂肪肝等。

肝脏是脂肪酸合成与氧化、胆固醇合成、蛋白质合成及清除异常脂蛋白的主要场所，不少肝脏疾病都可引起脂代谢异常，所以当肝脏出现异常时也可能引发高血压。

⊙糖尿病

不少人都认为糖尿病仅仅是血糖升高，只要控制住血糖就行了，其实糖尿病更严重的危害是可引发心血管并发症。中国约有1亿高血压患者，约2700万糖尿病患者（分Ⅰ型和Ⅱ型，其中Ⅱ型占95%）。Ⅱ型糖尿病与高血压关系密切，近40%的Ⅱ型糖尿病患者同时患有高血压，而在高血压患者中，则有5%~10%同时患有Ⅱ型糖尿病。高血压病与糖尿病是独立但又关系密切的疾病，恰似"狼"与"狈"的关系。

糖尿病是引发冠心病的高危因素，因此在糖尿病的诊断治疗过程中，也要注意检测心血管的各项指标，降糖、降压和调血脂，一项都不能少。

为此，在国际糖尿病联盟最新发布的《IDF 2005全球Ⅱ型糖尿病诊治指南》（下简称《指南》）中，要求40岁以上的糖尿病患者要服用降低胆固醇的他汀类药物，即使患者的胆固醇指标正常，也要坚持用药。《指南》还明确指出，在饮食和锻炼都不能控制血糖的情况下，糖尿病患者的治疗药物要首选二甲双胍，在控制血糖的同时还能控制体重。

⊙肾脏病变、内分泌紊乱

肾脏疾病是指原发于肾脏或其他脏器病变而影响到肾脏的一类疾病，其临床表现主要是尿液异常和肾脏局部的一些症状。中医学中肾脏疾病的含义更为广泛，包括了内分泌、生殖系统等病症。

人体内有很多分泌腺体，如甲状腺、胰腺、汗腺及性腺等，它们都具有分泌功能。分泌的方式可分为外分泌和内分泌两种。腺体产生的液体状分泌物通过导管输出，并直接输送到脏器的腔道或体表，称为外分泌。内分泌则是人体的一种特殊分泌方式，它是由内分泌腺分泌的。内分泌腺没有导管，其分泌物称为激素，它们是通过血液或淋巴输送到全身的，并且在特定的部位发挥作用。如甲状腺产生的甲状腺激素就直接分泌入血液，随血液循环到身体的某些部位发挥作用。当肾脏发生病变或内分泌紊乱时，极容易引起血压升高。

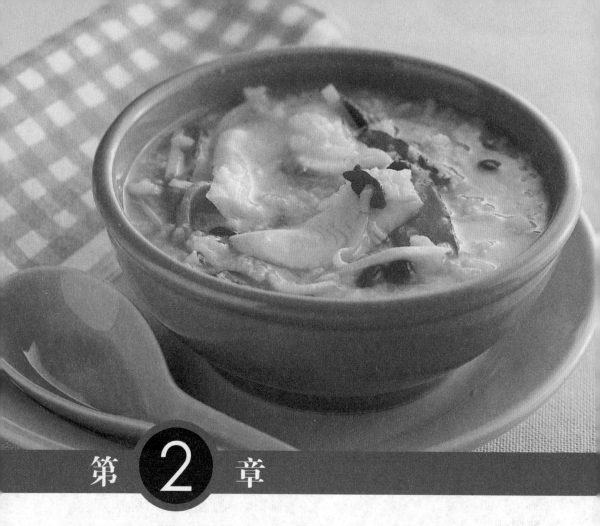

第 2 章

防治高血压的2大营养攻略

　　导致现代人患高血压的两大重要因素，一为摄取盐分过多，二为饮食结构改变。因此，在日常生活中，要注意从饮食上来调节血压。总的来说，平日的膳食中，在合理地摄取脂肪和蛋白质两大营养成分的同时，还要积极摄取钙、钾、镁等能有效降压的微量元素。

合理摄取两大营养成分，保持营养均衡

构成人体最小的单位是细胞。我们吃食物的目的是从食物中摄取均衡的各大营养素以满足身体各种反应、各种活动的需要。而合理均衡地摄取蛋白质和脂肪则是降低高血压的关键。

⊙蛋白质

蛋白质提供能量4千卡/克，占人体体重15%～20%，用来制造肌肉、血液、皮肤和许多其他的身体器官，增强免疫力，抵抗细菌和感染，调节人体内的水分平衡，维持体液，帮助伤口愈合，人体除了胆汁不是蛋白质构成，其他所有的东西都离不开蛋白质，包括我们的头发、指甲都含有蛋白质。

蛋白质能提高人体免疫力、体力、精力和记忆力。

蛋白质的主要来源有：鱼禽肉蛋摄取动物蛋白，蔬菜、谷物、豆类中摄取植物蛋白。

缺乏时容易出现的症状：易得病、易疲劳、消瘦、水肿、神情呆滞，怀孕会使胎儿发育受阻。

在饮食疗法里，应尽量多吃植物性蛋白质。一般高血压患者每日每千克体重应摄入蛋白质1克，但是病情控制不好或消瘦者，可将每日摄入的蛋白质增至1.2～1.5克；如果患者的体重为60千克，那么每日需摄取60克蛋白质或70~90克蛋白质，这些蛋白质中，1/3应该来自优质蛋白，如牛奶、鸡蛋、猪的精瘦肉、各种大豆等。

⊙脂肪

脂肪提供能量9千卡/克，占人体体重13.8%，保证人体能量的吸收，就像汽车的备用油箱。脂肪保护内脏器官减少摩擦，并起固定五脏六腑的作用，促进脂溶性维生素的吸收，令皮肤有弹性。

脂肪的主要来源有：纯油脂——牛油、羊油、猪油、花生油、芝麻油等，肉类蛋类，乳制品及坚果。

缺乏脂肪时皮肤会干而无光，缺弹性，受到撞击内脏容易受伤。

据研究显示，脂肪的摄入量与动脉粥样硬化的发生发展有着密切关系，并且脂肪的摄入量增加很容易造成肥胖，高血压患者必须控制脂肪的摄入量，尤其是伴有肥胖症的高血压患者更应严格限制。

了解有效降低高血压的14种微量元素

攻略
2

摄取必要和适量的营养素，强化体内血管，是降低血压值的关键。选择合适的天然食物也是降低血压成分的重要方法。

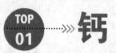

TOP 01 ····>>> 钙

◎降低血脂、防止血栓，还可强化动脉以降低血压

● 功能

帮助睡眠、预防直肠癌、控制肌肉收缩、帮助血液凝集、维持心律规则、强化骨骼与牙齿、协助体内铁的代谢、促进神经系统的机能、协助维生素B_1的吸收。

● 作用

人体中的钙，99%储存于牙齿与骨骼中，其余的1%则分布于各器官组织与体液里，例如血液。血液中的钙具有降低血脂、防止血栓的功能，同时可以强化、扩张动脉血管，达到降低血压的成效。

● 食物来源

芹菜、花椰菜、甘蓝菜、芥蓝、紫菜、黄豆、豆腐、牛奶、酸奶、小鱼干、虾米。

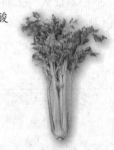

● 每日建议摄取量

成人：800毫克（约800克牛奶）。

● 缺乏时的症状

骨质疏松，易骨折、经常性腰背酸痛、肌肉痉挛。

● 营养小叮咛

○钙质摄取应适量即可，过多会排挤铁、锌等矿物质的吸收。

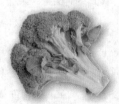

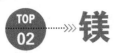

TOP 02 ≫ 镁

◎辅助心脏功能，降低罹患动脉硬化概率

●功能

制造DNA、保持荷尔蒙正常运作、降低胆固醇、活化体内多种酵素系统、预防酒精中毒、细胞新陈代谢的必需元素、保护心脏机能、辅助钙与钾的吸收、调控血压、协助蛋白质合成、调节神经细胞、具松弛神经的作用、调节细胞渗透压、防止骨骼钙化、构成骨骼的主要成分之一、维持人体酸碱平衡、参与体内细胞能量的转移与储存、维持肌肉正常功能、调节血糖。

●作用

镁是维持心脏正常运作的重要元素，能辅助心脏顺利收缩、跳动，将血液运送至全身。如果体内镁的含量不足，会造成血管收缩，进而导致血压上升。研究也显示，血液中镁含量正常者，罹患动脉硬化的概率较低。

●食物来源

小麦胚芽、燕麦、糙米、紫菜、海带、花生、核桃、杏仁、牛奶、黄豆、鲑鱼、鲤鱼、鳕鱼、绿色蔬菜、大蒜、无花果、柠檬、苹果、香蕉、葡萄柚。

●每日建议摄取量

成年男性：360毫克（约150克花生）。

成年女性：315毫克（约140克花生）。

●缺乏时的症状

心悸、过敏、低血糖、动脉硬化、心律不齐、肌肉痉挛、食欲不振、虚弱疲倦、经常头痛、生长缓慢、手脚颤抖、血压升高、情绪焦虑暴躁、失眠或睡眠品质不佳。

●营养小叮咛

○镁能够促进钙的吸收，但当钙摄取量过多时，将影响镁的吸收。

○糖尿病患者，建议每日适量摄取含镁的食物。如果患者的体内缺乏镁，将可能会降低胰岛素刺激葡萄糖吸收的效果。胰岛素阻抗的状况一旦发生，血糖的控制就会变得比较困难。

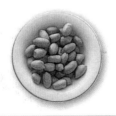
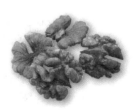
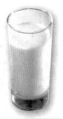

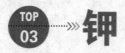

TOP 03 »» 钾

◎有助于钠的代谢与排出，调节血压

●功能

规律心跳，利尿消水肿，排除多余盐分，稳固细胞结构，维持动脉健康，维持神经健康，协助肌肉收缩，刺激肠道蠕动，协助钠的代谢，控制血压，维持细胞内正常含水量，调节体内液体，酸碱平衡。

●作用

钾是一种电解质，存在于细胞内，当含量较高时，便会流向细胞外，排挤原本存在于细胞外的另一种电解质——钠。过多的钠会造成水分滞留，进而产生水肿、血液量上升、血压升高等症状，钾有助于钠的代谢与排出，因此具有调节血压的功能。

●食物来源

胚芽米、糙米、杨桃、香蕉、桃子、橙子、柑橘、番石榴、榴莲、番荔枝、柚子、龙眼、奇异果、南瓜、茼蒿、川七、菠菜、空心菜、龙须菜、高丽菜、韭菜、胡萝卜、香菇、金针菇、黄豆、杏仁、咖啡、茶。

●每日建议摄取量

成人：2000毫克（约4~5根香蕉）。

●缺乏时的症状

疲倦无力、心跳减弱、头昏嗜睡、呼吸困难、食欲不振、恶心想吐、口干舌燥、心律不齐、胃肠蠕动迟缓、神经传导失常。

●营养小叮咛

○需洗肾的高血压病友，应严格限制钾的摄取量，不宜运用钾来辅助血压的控制。钾易溶于水，因此应避免长时间烹调与过度浸泡新鲜食材。

○香蕉富含钾，建议运动后可吃根香蕉，帮助补充因流汗而消耗的钾及体力。有的孕妇会孕吐，容易流失大量消化液，而消化液含钾，便可能出现低钾血症。建议孕妇多吃富含钾的食物来补充营养。

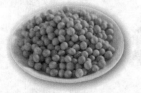
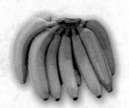

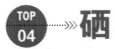

TOP 04 »» 硒

◎协助制造前列腺素，以控制血压，预防动脉硬化

● **功能**

防癌抗癌、延缓老化、增加抗体、活化淋巴系统、预防动脉硬化、缓和关节炎症状、扩张血管、降低血压、促进葡萄糖运转、降低血糖。

● **作用**

硒是人体制造前列腺素不可或缺的元素，而前列腺素又具备了控制血压的功能，能使血管扩张，预防动脉硬化。

● **食物来源**

小麦胚芽、糙米、燕麦、大蒜、洋葱、南瓜、动物肝、肾脏、瘦肉、海鲜。

● **每日建议摄取量**

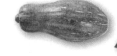

成年男性：70毫克。

成年女性：50毫克。

● **缺乏时的症状**

心跳加快、充血性心脏衰竭、关节病变、肌肉疼痛、白化症、发育迟缓。

● **营养小叮咛**

○维生素C会阻碍硒的吸收，应错开两者的服用时间，至少30分钟以上。

TOP 05 »» 黄酮

◎抑制血栓发生，有效调节血压

● **功能**

抗氧化、抗老化、抗凝血、调节血糖、提高免疫力、抑制癌细胞、清除自由基、增加血管弹性、预防动脉硬化、预防老年痴呆、降低低密度脂蛋白（坏胆固醇）。

● **作用**

黄酮有高抗氧化力，能避免胆固醇氧化，导致动脉硬化，同时具备抗血栓、扩张血管、加强血管壁弹性等功能，可使血液流通顺畅，达到调节血压的作用。

● **食物来源**

胡萝卜、花椰菜、洋葱、黄豆、橙子、西红柿、橘子、柠檬、草莓、苹果、葡萄、红酒、红茶、银杏。

TOP 06 »» 膳食纤维

◎降低胆固醇、脂肪与钠，预防动脉硬化与高血压

●功能

增加饱足感、预防动脉硬化、促进肠道蠕动、调整糖类代谢、调整脂肪代谢、调整肠道细菌生态、降低血中胆固醇含量、增加牙齿的咀嚼运动、刺激肠黏液分泌。

●作用

水溶性膳食纤维能结合胆酸，强化胆酸的代谢，促使胆固醇转化为胆酸，进而达成降低胆固醇的功效，可预防动脉硬化与高血压。非水溶性的膳食纤维则能抑制脂肪与钠的吸收，有降低血压的作用。

●食物来源

豆类、蔬菜类、海藻类、水果类、全谷类。

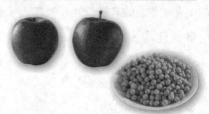

●每日建议摄取量

成人：25～35克（约5份蔬果的量）。

●缺乏时的症状

便秘、头痛、口臭、疲劳倦怠、皮肤粗糙、肠道坏菌丛生。

TOP 07 »» 胜肽

◎放松血管平滑肌，调节血压

●功能

降低血压、抑制食欲、提高免疫力、降低胆固醇、促进新陈代谢、促进钙质吸收、改善睡眠品质、提升细胞机能、调节荷尔蒙分泌。

●作用

胜肽在降低血压方面有显著成效，因能抑制体内的ACE酵素与血管紧缩素相互作用，避免血管内平滑肌收缩导致血压上升。

●食物来源

小麦、玉米、稻米、荞麦、鸡蛋、鸭蛋、黄豆、绿豆、沙丁鱼、鲔鱼、紫菜。

●营养小叮咛

○胜肽经加热食用，就能在体内发挥较大功效。

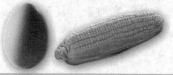

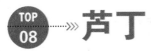

TOP 08 ≫芦丁

◎保护并强化血管健康，促进血液循环流畅

●功能

抗凝血、扩张冠状动脉、降低血脂、预防动脉硬化、强化微血管、增强血管壁弹性、促进细胞增生、预防视网膜黄斑部病变。

●作用

芦丁能够保护细小血管，增加血管壁的弹性，使血液流动顺畅。同时能抑制使血压上升的酵素活性，双管齐下，预防血压上升。

●食物来源

荞麦、枣子、山楂。

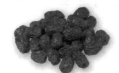
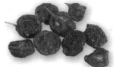

●每日建议摄取量

成人：30毫克（约1小碗荞麦）。

TOP 09 ≫γ－氨基酪酸

◎清除体内中性脂肪，促进肾脏代谢钠元素

●功能

控制血糖、控制血压、缓解压力、帮助睡眠、减少中性脂肪、促进肝肾功能、抑制神经传导、抑制交感神经、刺激副交感神经、调节脑细胞活动。

●作用

γ－氨基酪酸可借由刺激副交感神经的方式，来抑制交感神经的活动，避免血管过度收缩，达到稳定血压的作用。同时还能清除体内的中性脂肪，促进肾脏功能，使人体能顺利代谢钠，这些都有助于血压的控制。

●食物来源

糙米、胚芽米、泡菜、纳豆。

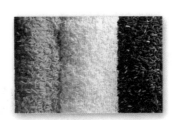

●每日建议摄取量

成人：500毫克。

●缺乏时的症状

疲倦、癫痫、失眠、恐慌、暴躁易怒、焦虑不安。

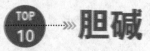

TOP 10 >>> 胆碱

◎代谢脂肪，预防动脉硬化，降低血压

●功能

胆囊调节、神经传导、镇定安神、降低血压、改善心绞痛、改善血液栓塞、形成卵磷脂、维护脑部健康、维护肾脏健康、促进肝脏机能、防止记忆力衰退、协助荷尔蒙制造、消除肝脏脂肪、代谢脂肪与胆固醇。

●作用

胆碱就是维生素B_4，可以代谢脂肪、分解血液中的同型半胱氨酸，借此保护血管健康，预防动脉硬化，降低血压。

●食物来源

全谷类、包心菜、花椰菜、动物内脏、牛肉、蛋黄、豆类、乳制品、各种坚果、酵母菌。

●每日建议摄取量

成人：550毫克。

●缺乏时的症状

高血压、脂肪肝、动脉硬化、记忆力衰退、大脑功能受损、肾脏功能受损。

●营养小叮咛

○胆碱应与叶酸（维生素B_9）、维生素B_{12}、氨基酸相互配合，才能发挥最大效用。

○认识营养素家族：B族维生素

一般所说的维生素B，指的是由8种营养素集合而成的B族维生素，除了经常听见的烟碱酸（维生素B_3）、泛酸（维生素B_5）、叶酸（维生素B_9）之外，还有硫胺素（维生素B_1）、核黄素（维生素B_2）、抗皮炎素（维生素B_6）及钴胺素（维生素B_{12}）。

它们彼此相辅相成，维生素B_1、维生素B_2、维生素B_6一起摄取效果最好，而且还可以帮助人体自然合成烟碱酸（维生素B_3），叶酸（维生素B_9）与维生素B_{12}则能相互搭配，若体内维生素B_{12}不足，部分功能可由叶酸来替代。因此B族维生素的摄取不可顾此失彼，一同均衡摄取较佳。

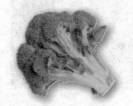
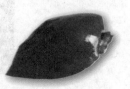
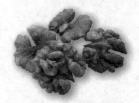

维生素C

◎氧化胆固醇，畅通血流，平稳血压

●功能

抗癌，抗氧化，保护血管，提高免疫力，预防坏血病，促进伤口愈合，促进胶原的形成，增强白血球活性，保护维生素A、维生素E，维持骨骼正常运作，降低血液中的胆固醇，促进小肠铁、钙吸收，提供肠胃道酸性环境。

●作用

维生素C能将胆固醇氧化，变成胆酸排出，血液中的胆固醇一旦减少，就能降低动脉硬化的概率，血流畅通、血管健康，血压自然能获得良好的控制。

●食物来源

绿色蔬菜、高丽菜、芥蓝菜、青椒、西红柿、橘子、柠檬、橙子、草莓、樱桃、奇异果、葡萄柚。

●每日建议摄取量

成人：60毫克（约1颗葡萄柚）。

●缺乏时的症状

疲倦烦躁、体重下降、牙龈出血、皮下出血、毛囊出血、毛囊角质化、缺铁性贫血、肌肉关节疼痛、伤口不易愈合、皮肤色素沉淀、骨骼与牙齿发育不良。

●营养小叮咛

○肾结石患者应注意维生素C的摄取量，避免加重结石病情。

○抗氧化、降血脂，也能稳定血压

维生素A、维生素E、茄红素、胡萝卜素、蒜素、叶绿素、懈皮素等养分，有抗氧化的功能，可预防动脉硬化。而EPA、DHA、维生素E、多酚、油酸、皂素等，则能降低胆固醇、抗血栓。它们的共同点是能保护心血管健康，对血压的稳定也很有帮助，高血压患者可适量摄取。

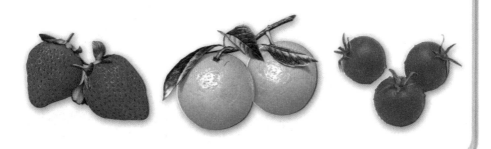

TOP 12 》》 **次亚麻油酸** ◎促进前列腺素合成，降低血压

● 功能

抗凝血、调节血压、稳定血糖、预防动脉硬化、强化胰岛素作用、促进前列腺素分泌、减缓关节发炎状态、强化脑细胞及神经细胞。

● 作用

次亚麻油酸可与其他成分组合成一种类荷尔蒙物质——前列腺素，参与人体多项重要代谢与循环工作。前列腺素有抗血栓、抗凝血与扩张血管等作用，维持血液流通顺畅，降低动脉压。

● 食物来源

燕麦、黄豆、黄豆制品、黄豆油、月见草油、葵花油、橄榄油。

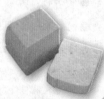

● 缺乏时的症状

感觉异常、肌肉无力、视觉模糊、易患皮肤病。

TOP 13 》》 **牛磺酸** ◎缓和紧张情绪，稳定血压

● 功能

抗氧化、抗痉挛、减少焦虑、稳定血糖、消除疲劳、保健视力、调节血压、提升肝功能、加强脂肪代谢、预防黄斑部退化、预防动脉硬化、预防心律不齐、改善气喘发炎、加强脑部机能、加速神经元增生、加速胆红素排泄、帮助电解质进出细胞、预防酒精戒断症候群。

● 作用

肾上腺素的分泌与交感神经敏感时，血压会上升，而牛磺酸能抑制上述两者，避免人体因紧张、压力、盐分过量，导致血压值居高不下。

● 食物来源

猪肉、牛肉、羊肉、鱼虾贝类。

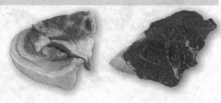

● 缺乏时的症状

视力衰退、心律不齐、糖类代谢不佳。

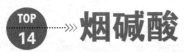

烟碱酸

◎降低胆固醇与三酸甘油酯，促进血液循环

●功能

预防口臭、促进消化、降低血压、加速血液循环、缓和腹泻症状、维持皮肤健康、稳定精神状态、维持神经系统健康、预防及治疗偏头痛、治疗口腔嘴唇发炎、协助性荷尔蒙合成、降低低密度脂蛋白、增加高密度脂蛋白、分解碳水化合物、分解脂肪与蛋白质。

●作用

烟碱酸就是维生素B_3，具有降低胆固醇与三酸甘油酯的功能，同时可以扩张血管、促进血液循环，对降低血压也很有帮助。

●食物来源

糙米、小麦胚芽、香菇、芝麻、花生、酵母、动物内脏、牛肉、猪肉、鸡肉、乳制品、绿豆、鱼类、紫菜。

●每日建议摄取量

成人：15毫克（约120克猪肝）。

●缺乏时的症状

失眠、健忘、腹泻、皮肤炎、癞皮病、食欲不振、消化不良、恶心想吐、精神分裂、舌炎、口角炎、神经系统退化、精神倦怠、烦躁、衰弱、忧郁。

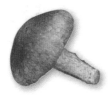 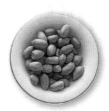 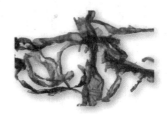

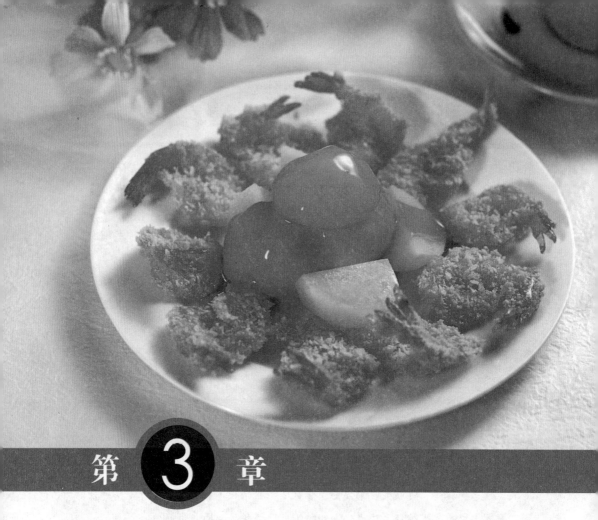

第 **3** 章

高血压患者的9大食疗技巧

　　饮食疗法就是合理地控制饮食，使血压保持在理想的范围。高血压患者在满足人体各方面活动的前提下，要尽可能地减少不必要的盐分摄入，以降低血压，这样不仅可以提高降压药物的疗效，而且可使用药剂量减少，这样就大大减少了药物的副作用。因此，高血压患者在平日的饮食中，要掌握相应的技巧。

技巧1：低盐饮食最关键

实践证明，对于早期的或轻型的高血压患者，单纯限制食盐的摄入就有可能使血压恢复正常；对于中、重度高血压患者来说，限制食盐的摄入量，不仅可以提高降压药物的疗效，而且可使用药剂量减少，这样就大大减少了药物的副作用和药品费用。

⊙每日食盐推荐摄入量

世界卫生组织（WHO）2007年每人每日食盐推荐摄入量最高为5克。每日食盐量，高血压患者不应超过3克，糖尿病高血压患者不超过2克。

常见高钠食物中，20克腌制芥菜头相当于4克食盐，20克酱油相当于3克食盐，20克榨菜相当于2克食盐，20克香肠、火腿相当于1克食盐。

加碱馒头中也含有钠，每食用100克加碱馒头相当于摄入0.8克食盐。

⊙让食物低盐又美味的方法

葱、姜、蒜经油爆香后会产生诱人的油香味，可以增加食物的香味和可口性。

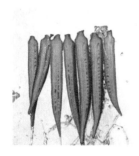

青椒、西红柿、洋葱、香菇等食物本身具有独特的风味，和味道清淡的食物一起烹调可以起到调味的作用。

利用白醋、苹果汁、柠檬汁等各种酸味调料来调味，可以增加食物的甜酸味道，相对减少对咸味的需求。

采用高钾低钠盐代替普通钠盐。普通啤酒瓶盖是个很好的"限盐勺"，平平的1啤酒瓶盖盐正好是5克。

膳食钠适宜摄入量表

年龄（岁）	摄入量（毫克/天）
半岁以下	200
半岁到一岁	500
1～3	650
4～6	900
7～10	1000
11～13	1200
14～17	1800
18～49	2200
孕妇	2200
乳母	2200
50以上	2200

技巧2：低脂肪时刻记心上

为了防止并发症的发生，如动脉粥样硬化，高血压患者平时应减少脂肪和胆固醇的摄入，少吃动物油。动物油含有较高的饱和脂肪酸和胆固醇，会使人体器官加速衰老，促使血管硬化，进而引起冠心病、脑中风等。

⊙每日脂肪推荐摄入量

脂肪供给量应控制在每人每日25克，胆固醇摄入量不超过每人每日200毫克。摄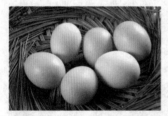入的脂肪占总热量的30%以下，饱和脂肪酸占总热量的7%以下。同时患高脂血症及冠心病者，应特别限制动物脂肪的摄取。

食用油选择植物油，少吃或不吃肥肉和动物内脏，减少烹调用油（不超过25克），其他动物性食品每天也不应超过100克。每人每周可吃蛋类3~4个，豆制品500克，鱼类300~400克。

常见植物油的保健功效表

植物油种类	成分	作用
大豆油	脂肪酸构成较合理，含较丰富的维生素E、维生素D和卵磷脂	促进儿童身体和大脑发育
花生油	单不饱和脂肪酸、白藜芦醇等抗氧化成分、一定量的叶酸、丰富的锌	防治心血管疾病、预防新生儿神经管畸形、增进儿童食欲，促进生长发育

续

植物油种类	成分	作用
葵花子油	亚油酸、维生素E、胡萝卜素和钾	有助于女性美容
菜子油	丰富的不饱和脂肪酸、促进儿童发育，维持正常的新陈代谢	降低胆固醇，预防心血管疾病
粟米油	较丰富的卵磷脂、一定量的维生素A、维生素B₁和维生素B₂等	降低血脂和动脉粥样硬化的发生、维护女性皮肤健康
茶油	茶多酚和山茶甙	降低胆固醇

⊙植物油皇后：橄榄油

橄榄油含有对心血管健康有益的角鲨烯、谷固醇和β-胡萝卜素、维生素E等成分，有很强的抗氧化能力，经常食用还可防止钙质流失，预防消化系统疾病、心脏病、高血压，减少癌症发病率及降低胃酸、降低血糖等作用。

橄榄油性质稳定，既适于凉拌食物，也可在高温下烹调。即使在200℃的高温下，橄榄油一般也不会分解。高血压患者适宜以橄榄油代替一般的植物油使用，每日食用20~30克即可。

2004年11月，美国食品和药品管理局（FDA）宣布：有证据表明食用含有橄榄油的食物和用单一不饱和脂肪酸取代饱和脂肪酸可以降低患心脏病的风险。甚至提出橄榄油的理想用量：每日用两汤勺（约23克），以取代同等数量的用于烹调的动植物脂肪。

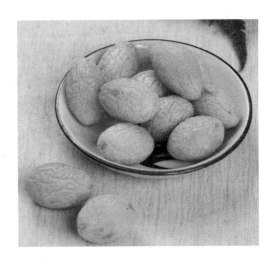

技巧3：食物补钾作用大

高血压的典型特征是动脉壁增厚，当给予足量的钾后，动脉壁便不再增厚。这主要是由于钾对血管起到了保护作用，防止动脉壁受血压的机械性损伤，从而降低了高血压患者脑中风的发病率。另外，增加钾的摄入还有利于钠的排出，防止高食盐摄入引起的血压升高，对轻型高血压患者具有明显的降压作用。

⊙每日钾推荐摄入量

目前主张高血压患者每人每日钾摄入量为3000毫克。

某些持续服用利尿剂、降压药的高血压患者，由于排尿增多，钾随之排出，发生低钾血症的可能性更大。所以，服用这类药物治疗的患者，更应注意钾的补充。药物性补钾需遵医嘱。

⊙补钾降压的5种特效食物

蜂蜜：蜂蜜中含有钾离子，如果坚持每天早晨饮1杯蜂蜜水，就可起到降压作用。

香蕉：香蕉是一种含钾较多的果品，每100克香蕉含钾472毫克，是葡萄的3倍、鸭梨的2倍。每天吃两根香蕉，可起到降低血压的效果。

莲子：莲子是所有食品中含钾最多的一种，每100克莲子含钾2057毫克。其中莲心含莲心生物碱、莲甲素，有利尿、降压之功效。

苹果：苹果不仅含有维生素C，还含有丰富的钾。故常吃苹果能预防高血压。

大豆及豆制品：大豆是一种富含钾的食物，每100克大豆含钾1276毫克。

膳食钾适宜摄入量表

年龄（岁）	摄入量（毫克／天）
半岁以下	500
0.5	700
1	1000
4	1500
7	1500
11	1500
14	2000
18	2000
孕妇	3500
乳母	2500
50	2000

技巧4：食物补钙不能少

钙可以结合在细胞膜上，降低细胞膜的通透性，使细胞外的钠离子不能进入细胞内。因此维持足够的钙摄入量，可以抵抗高钠的有害作用。部分患者增加钙的摄入，配合降压药，可以起到稳定血压的疗效。

⊙每日钙推荐摄入量

目前主张每人每日钙摄入量不少于800毫克，高血压患者最好达到每人每日摄入1200毫克，但不应高于2000毫克。药物性补钙需遵医嘱。

⊙烹调中的保钙技巧

烹调荤菜时常用醋。鱼、排骨中的蛋白质和钙的含量较高，在酸性环境中，鱼骨、排骨中的钙更易溶出，而且钙与蛋白质在一起，最容易被吸收。烹饪时，用小火长时间焐焖，可使钙溶出得更完全。

绿色蔬菜先焯一下。菠菜、苋菜等绿色蔬菜含有的草酸等会影响钙的吸收。由于草酸易溶于水，在烹调前先将这类蔬菜在沸水中焯一下，就可除去草酸，避免钙的流失。

把大米先在温水中浸泡一下，或多做发酵的面食。因为大米和白面中含有很多植酸，影响钙的吸收。为此，可将面粉发酵，或把大米先在温水中浸泡一下，可以去除部分植酸。

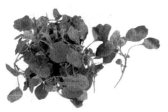

把豆腐和海鱼一起炖。海鱼含有维生素D，可促进豆腐中钙的吸收，使钙的生物利用率大大提高。

最有效的补钙食品——奶类及奶制品，这类食品不仅含钙丰富，而且也富含其他矿物质和维生素，尤其是维生素D，可以促进钙的吸收和利用。酸奶也是一类非常好的补钙食品，它不仅可以补钙，而且其中的有益菌可以调节肠道功能，适合各类人群，尤其是老年人饮用。

对高血压患者来说，每日早晚各1袋250毫升的牛奶是非常有益的，最好饮用脱脂奶。如果不喜欢喝牛奶或者对乳糖不耐受，可以改喝酸奶、豆浆或无乳糖奶粉。

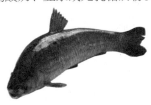

技巧5：适当增加优质蛋白质

优质蛋白质可通过促进钠的排泄来保护血管壁，或通过氨基酸参与血压的调节而发挥作用。但蛋白质在代谢过程中也会产生有害物质，引起血压波动。因此，一味强调通过素食来预防高血压是不科学的，应在饮食中适当增加优质蛋白质。

⊙每日蛋白质推荐摄入量

高血压患者每日每人蛋白质摄入量以每千克体重1克为宜，如60千克体重的人，每日应吃60克蛋白质。若是高血压合并肾功能不全的患者，应限制蛋白质的摄入。

⊙最佳蛋白质来源

鱼类、大豆及其制品（豆浆、豆腐、豆腐皮等）是高血压患者最佳的蛋白质来源。鱼肉中含有丰富的蛋氨酸和牛磺酸，可以促进尿液中钠的排出，抑制钠盐对血压的影响，从而起到调节血压的作用。大豆中含有植物蛋白质，可以降低血浆胆固醇浓度，防止高血压的发生和发展，对心血管病有很好的防治作用。

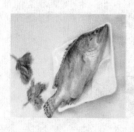

高血压患者在饮食上应注意动物蛋白质和植物蛋白质的合理搭配。每日摄入的蛋白质中，植物蛋白应占50%，最好为大豆蛋白。每周进食2~3次鱼类蛋白质，也可少量选用鸡肉、鸡蛋蛋白、猪瘦肉等优质动物蛋白。

膳食蛋白质适宜摄入量表

年龄（岁）	摄入量（克／天）	
	男	女
0~1.5	3克／（千克体重·天）	
1	35	35
2	40	40
3	45	45
4	50	50
5	55	55
6	55	55
7	60	60
8	65	65
10	70	70
14	85	80
18~	1.0克／（千克体重·天）	
轻体力劳动	75	65
中体力劳动	80	70
重体力劳动	90	80
60~	75	65

技巧6：减少多余热量摄入

减少多余热量的摄入，控制体重在标准体重范围内。体重每增加12.5千克，收缩压可上升1.3千帕（10毫米汞柱），舒张压升高0.9千帕（7毫米汞柱）。因此肥胖者应减少多余热量摄入，控制体重，以每周减轻1~1.5千克为宜。

⊙每日热量推荐摄入量

高血压患者每日热量摄入值应小于7950千焦（1900千卡）。热量摄入可根据劳动强度而定，建议每千克体重供给105~126千焦（25~30千卡）的热量或更低一些。膳食中提供能量的成分有蛋白质、脂肪、碳水化合物和酒精，应全面控制摄入量。

⊙低热又美味的饮食秘诀

在制作食物时，采用清蒸、煮、拌的烹饪方法，而不是煎、炸、烤。如鸡腿煮熟后凉拌而不是油炸。

尽量不加色拉酱等调味料。如直接食用苹果，而不是加色拉酱或蛋黄酱制成色拉食用。

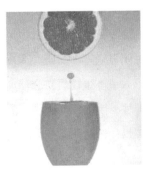

用鲜榨果蔬汁代替可乐、橙汁等甜味饮料。

用水果作为甜点或加餐，而不是食用糖、蛋糕等甜食。

膳食热量适宜摄入量表

年龄（岁）	热量适宜摄入量（千焦／天）	
	男	女
0	400千焦／（千克体重·天）	
0.5	400千焦／（千克体重·天）	
1	4600	4400
2	5020	4810
3	5640	5430
4	6060	5830
5	6700	6270
6	7100	6670
7	7530	7100
8	7940	7530
9	8360	7940
10	8800	8360
11	10040	9200
14	12000	9620
18~		
轻体力劳动	10030	8800
中体力劳动	11290	9620
重体力劳动	13380	11300
50~		
轻体力劳动	9623	3000
中体力劳动	10870	8360
60	7940	7530
70	7940	710

技巧7：掌握注意事项

对于高血压患者，在饮食方法和饮食习惯上需加倍注意，要避免饮食过量而发胖。饮食中应含有各种营养素，以保证获得全面的营养，不但要食用肉类、鱼类，也应食用含丰富蛋白质、脂肪的植物类相互补充，以确保营养成分的均衡。

⊙适当改变饮食方法

（1）注意清晨饮水

科学研究和实践证明，老年人及心血管疾病患者每天早晨喝1杯温开水，并且做到持之以恒，对健康有如下好处，下面，我们就一起来看一看。

利尿作用：清晨饮水，15~30分钟后就会出现利尿作用，这种作用迅速而明显。

帮助排便：清晨饮水可预防习惯性便秘。由于胃肠得到及时的清理，粪便不会淤积干结，因而不易发生便秘。

排毒作用：中国大多数人有晚餐吃得较丰富的习惯，因此晚餐动物蛋白质及盐分进入体内也相对较多。动物蛋白质在体内分解代谢，会产生一定的毒性物质，应尽快排出体外。而绝大部分人不愿晚上多喝水，怕影响睡眠，以致尿液浓缩，有害物质重吸收增加，所以早晨起床应及时饮水，以便促进排尿。

预防高血压、动脉硬化：目前认为，动脉硬化的发生与食盐中的钠离子在血管壁上的沉积有关。若在早晨起床后马上喝杯温开水，可把前一天晚餐吃进体内的氯化钠很快排出体外。平时饮水多、爱喝茶的人，高血压、动脉硬化等病的发病率就低；反之，早晨吃干食，又无喝水习惯的人，到了老年，其发病率就会相对增高。

（2）要多吃鱼

日本科学家研究指出："高血压患者应在少吃盐的同时多吃鱼，这会降低因高血压而致脑中风的可能性。"这是因为少吃盐多吃鱼能促进我们的血管壁释放出一种被称做前列环素的物质，它是一种强烈的血管扩张因子，能松弛血管四周肌肉，使血管扩张，血压下降，并能防止血栓形成。而多吃鱼的人体内，起收缩血管作用的血栓素会明显减少，血液的凝固性也随之降低。有关资料也表明，生活在渔村的居民其高血压和脑中风的发病率比山区居民明显低得多。研究人员认为，渔民们大量摄入鱼类蛋白质，会使血管变得结实而富有弹性，因而不易破裂。同时，鱼类含钙、钾丰富，这对防治高血压无疑也是大有裨益的。

⊙不适合吃的食物

牛髓：是甘温补虚之物，一种高脂肪、高胆固醇食品。凡高血压病、高脂血症及动脉硬化症的心血管疾病之人，切忌多食。

羊髓：由于羊的脑髓中胆固醇含量颇高，故对血压高、血脂（尤其是胆固醇）高者，不宜多食、常食。

肥肉：由于肥肉含动物性脂肪特别高，可高达90.8％，多吃肥肉易使人体脂肪蓄积，身体肥胖，血脂升高，以致动脉硬化，所以长期血压偏高者忌吃肥猪肉。

狗肉：为温补性食物，易助热动火。现代医学研究也表明，凡是高血压、中风后遗症、严重心脏病、心律失常、甲亢者不宜食用。

猪肝：由于猪肝中胆固醇的含量较高，常吃、多吃猪肝，对高血压及高血脂不利，故应适当忌吃为妥。

猪肾：俗称猪腰；虽有补肾之功，但含胆固醇量颇高。据分析，每100克猪腰中含胆固醇405毫克，比猪肝还要多。所以，高血压患者不宜多吃、常吃。

鸭蛋：由于鸭蛋（尤其是鸭蛋黄）所含的胆固醇量极高，故心血管疾病患者皆不宜多食。《随息居饮食谱》中记载："鸭卵，滞气甚于鸡子，诸病皆不可食。"

醍醐：性平，味甘，虽有滋阴补虚作用，但属于一种高脂肪性食品。在每100克醍醐中，脂肪含量可高达20克，而仅含2.9克蛋白质。凡血压升高的心脑血管疾病之

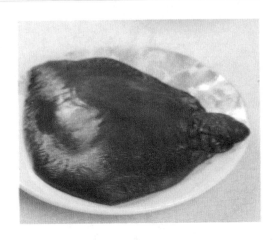

人，皆不宜食。

胡椒：中医认为胡椒辛、热，性燥，辛走气，热助火。如高血压病患者身体壮实，肝火偏旺，或阴虚有火，内热素盛者，不宜多食。据报道：正常人将胡椒0.1克含于口内而不咽下，测定用药前后的血压，共试24人，均能引起血压上升，收缩压平均升高13.1毫米汞柱，舒张压升高18.1毫米汞柱，于10~15分钟后复原。由此可见，高血压病患者忌吃胡椒。

白酒：俗称烧酒。明朝的李时珍称之为："纯阳毒物，与火同性，过饮不节，杀人顷刻。"现代有学者认为，白酒中的酒精成分在肝脏内影响内源性胆固醇的合成，使血浆胆固醇及甘油三酯的浓度升高，造成动脉硬化。同时可以引起心肌脂肪的沉积，使心脏扩大，引起高血压和冠心病。因此，患有高血压者切勿多饮烈酒。

人参：性温，味甘苦，为温补强壮之剂，有助热上火之弊。当高血压患者血压升高、头昏脑涨、性情急躁、面红耳赤之

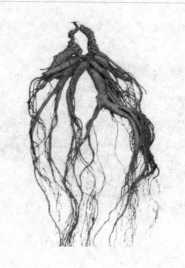

时，切勿食之。一般来说，凡高血压病患者，没有气虚体弱之状或体质尚佳者，皆不宜食。这也包括冠心病、动脉硬化症、高脂血症病人，都当忌之。

此外，血压升高者还应忌吃各种蛋黄、动物脑、肝、肾，以及肥肉、猪油等高脂肪、高胆固醇食物，也忌吃腌制的咸菜等。

⊙常见并发症者的饮食要点

（1）高血压并发高脂血症

高血压病的发生和发展与高脂血症密切相关。大量研究资料表明，许多高血压患者伴有脂质代谢紊乱，血液中胆固醇和甘油三酯的含量均比正常人显著增高，而高密度脂蛋白、胆固醇含量则较低。另一方面，许多高脂血症患者也常并发高血压，两者呈因果关系。因此，人们称其为一对"难兄难弟"。由于高血压和高脂血症同属冠心病的重要危险因素，两者并存时，冠心病的发病率远较仅有一项者高，因此，两项并存时更应积极治疗。

那么，高血压并发高脂血症患者该怎样科学饮食呢？

①控制热量摄入，适当增加活动量。进食热量过多，多余的热量就以脂肪的形式储存在体内，使血脂和血压升高，所以，应以限制脂肪为主。每天吃主食200~250克，不吃甜食，可适当吃鱼、豆制品、禽类、蔬菜等，但每餐不可过多，不可暴食，晚餐要少吃。多吃富含钙、钾的食物，如香蕉、紫菜、海带、土豆、豆制品及菇类等，以促进体内钠盐的排泄，调整细胞内钠与钙的比值，降低血管的紧张性，维护动脉血管正常的舒缩反应，保护心脏。

②患者吃盐应适量。一般每日食盐量应控制在5克以下。

③患者应积极戒烟，酒以不喝为好。

（2）高血压并发糖尿病

血压升高与心输出量及外周阻力有关。当心输出量增加而外周阻力不变时，即可出现血压升高；而当外周阻力增加而不伴有心输出量或血容量改变时，也可出现血压升高。而糖尿病患者这两种变化都有，所以会出现血压迅速升高，并引起严重并发症。同时，高血压又可加重糖尿病引起的损害，包括它对小血管和肾脏的影响，从而形成恶性循环。

为了打断此恶性循环，我们必须积极控制糖尿病，尽量改善机体组织对胰岛素的敏感性，同时还应有效地控制血压，使之回到正常范围之内，但应避免使用影响胰岛素代谢的降压药物。

①保证摄入适宜热量。

②进一步限制盐的摄入，每日食盐量小于4克，严重者采用无盐饮食。

③限制所有含盐量高的食品，包括酱油、调味汁、方便面汤料包及所有的腌制品、熏干制品、罐头制品的肉和鱼，外卖油炸食品如比萨饼和薯条等，以及香肠和火腿等熟食。

（3）妊娠高血压综合征

妊娠高血压综合征，以往称为妊娠中毒症，是一种发生在妊娠24周以后，以水肿、高血压和蛋白尿为主要临床特征的综合征。病情严重时，孕妇可发生子痫（抽搐）、昏迷等症状，这会严重影响母婴身心健康，甚至还可危及母婴生命。

妊娠高血压综合征的膳食注意要点，是始终围绕着有利于消肿、降压、增加蛋白和通便这几个原则而展开的。

首先，在饮食中要控制食盐的用量，菜肴要清淡，食盐每天限制在2克左右。如果患者浮肿严重，尿量过少，可采用无盐饮食，除了烹调时不加食盐外，各种含盐食物，如咸菜、酱豆腐、火腿、咸肉、腊肠、咸面包都不宜食用；海味食品如海带、海蜇等，也应尽量少吃或不吃；还应控制水分摄入，每天饮水量不超过1000毫升，包括茶水、汤汁在内。

蛋白质补充需要量的计算方法为每日每千克体重补充2~3克蛋白质。最好能多选择一些优质的动物蛋白质，如乳类、瘦肉

类、鱼虾类等。蛋黄中胆固醇含量高，因此孕妇每天吃1个便可，不应多吃。

由于并发肾病，所以孕妇要限制刺激肾脏实质细胞的食物，如含有酒精的各种饮料（菜肴中也不要用酒）、辛辣的调味品，以及含挥发油、辣素、草酸多的各种蔬菜，如菠菜、韭菜、芹菜、大蒜、蒜苗、香椿芽、洋葱等。由于草酸在体内与钙结合形成草酸盐结晶，经肾排出时可增加肾脏负担，所以也应限制。含草酸最多的蔬菜就是菠菜，应少吃。过浓的鸡汤、肉汤、鱼汤，经代谢后也可产生过多的尿酸，加重肾脏的负担。如果患者在怀孕前就有高血压史，还应避免食用高胆固醇食物，如蛋黄、鱼子、鱿鱼、脑髓、肥肉和动物内脏等。

多吃绿叶蔬菜和水果，因为它们中含有较多的维生素C，尤其是西红柿、橘子、鲜枣等。具有利尿作用的食物也能吃，如冬瓜、西瓜、葫芦、茄子、茭白、玉米、赤小豆、绿豆和鲫鱼等。

女性怀孕后由于膨大的子宫压迫肠管，加上身体活动不适，喜静厌动，甚至整日卧床，因此便秘尤为多见。此时，可多吃些粗纤维膳食以增进肠蠕动，如青菜、水果、生拌凉菜等；也可吃些植物油以润肠通便；还可适量多吃些产气食品如蜂蜜等，让它们在肠内发酵后产生气体，以促进肠蠕动，利于排便。

（4）高血压合并肥胖症

①最好一次只制作少量食物，碗中也

只盛少量食物，吃完即可。以饭为中心，配上各种菜肴，这样既可以保证营养充足，又可使人具有饱腹感。对于吃饭较快的人，建议每口咀嚼20次以上，细嚼慢咽有利于减肥。

一定要保证每天至少三餐，尤其是早餐，这可以保证营养均衡。在打算添第二碗饭之前，养成先喝一杯水的习惯，等待一段时间，这样能使饱感中枢产生饱感而控制食欲。

②不要边吃东西边做事。

③远离引诱。应尽量避免和吃得很快的人或食量很大的人共同进餐，还要注意远离孩子们的甜点。

④不要养成随手取食食物的习惯。身边不要放置容易拿到的食物，尤其是零食。因为零食不但没有太多营养，而且很容易导致热量过剩。

⊙要警惕不良的饮食习惯

（1）喜爱味道重的食物

在食用佳肴时，是否常感到酱汁、清汤以及汤类的味道太淡？如果有清淡之感，必定是你家的菜咸味过重，每天食用高盐食物，味觉习以为常，自然觉得普通的菜味道清淡。在煮食物时，不可加入白糖，因为白糖有抵消食盐咸味的功能，为此，势必要加入更多量的盐才能保持原有的口味。

（2）常在餐厅就餐

餐馆里的食物，口味浓腻，营养却不太好，但人们因为怕浪费，即使觉得分量太多，还是将其吃得精光。

（3）将菜汤汁全部喝完

味道在汤汁中，而营养却主要含于菜中。

（4）常吃加工食品及快餐食品

奶酪、火腿、香肠之类的加工食品，含盐量很高，之所以感觉不到咸味，是因为巧妙地加入调味料而抵消了部分咸味。

近几年来，味道鲜美、包装精致的加工食品，以及价廉物美、食用方便的快餐食品相继投入市场，但这类食物含盐量颇高，远远超出了人们的想象，多食有害身体健康，还是少吃为佳。

（5）习惯在食用之前加酱油、豆瓣酱等

不尝味道就加调味品，这样会导致摄入的盐量超过标准。据调查，有些人见到食物不尝味道就加调味料，而另一些人则浅尝之后酌量增减调味，当然，前者比后者易患高血压。

（6）常常饮食过量

以为是低盐食品，于是心安理得地食入很多，结果摄取盐量过多，同时饮食过量也易发胖，这也是患高血压的一大要因。

⊙营养素对高血压的影响

钠：食盐摄入与高血压病显著相关，食盐摄入量高的地区，高血压发病率也高，限制食盐摄入量可改善高血压症状。

热能：肥胖者高血压发病率比正常体重者显著要高，临床上多数高血压病人合

并有超重或肥胖。而限制热能摄取，使体重减轻后，血压就会有一定程度的降低。

蛋白质：不同来源的蛋白质对血压的影响不同，某些蛋白质可使高血压病和脑中风的发病率降低。酪氨酸有降低血压的功效，大豆蛋白虽无降压功能，但也有预防脑中风发生的作用。

脂肪和胆固醇：脂肪摄入过多，可患肥胖症和高血压病。高血压病是冠心病的主要患病因素之一。高脂肪、高胆固醇饮食容易致动脉粥样硬化，故摄入过多的动物脂肪和胆固醇对高血压病防治不利。

其他营养素：维生素C和B族维生素，可改善脂质代谢，保护血管结构与功能。茶叶中的茶碱和黄嘌呤等，有利尿降压作用。

知识小百科

吸烟可引起血压升高

吸烟为什么会引起血压升高呢？目前认为主要是因为烟草中所含的剧毒物质尼古丁所引起的。尼古丁能刺激心脏和肾上腺释放大量的儿茶酚胺，使心跳加快，血管收缩，血压升高。有学者研究发现，吸一支普通的香烟，可使收缩压升高1.3～4.0千帕（10～30毫米汞柱），长期大量地吸烟，也就是说，每日抽30~40支香烟，可引起小动脉的持续性收缩，天长日久，小动脉壁的平滑肌变形，血管内膜渐渐增厚，形成小动脉硬化。吸烟对血脂代谢也有影响，能使血胆固醇、低密度脂蛋白升高，高密度脂蛋白下降，因此，动脉粥样硬化的进程加快，容易发生急进型恶性高血压、蛛网膜下腔出血和冠心病、心肌梗死等。此外，还有资料显示，有吸烟习惯的高血压患者，由于对降压药的敏感性降低，抗高血压治疗不易获得满意疗效，甚至不得不加大剂量。

由此可见，吸烟对高血压影响很大，因此奉劝有吸烟嗜好者，特别是高血压病人，最好及时戒掉这一不良习惯。

技巧8：了解饮食禁忌

俗话说："病从口入。"虽说高血压不是直接通过口腔来传播的，但它和人们的饮食习惯有很大的关系。因此，高血压患者的日常生活中要掌握饮食的注意事项，这样可以缓解高血压的症状。

⊙忌长期食用高胆固醇食物

肥肉是含有饱和性脂肪酸的动物性脂肪，食用过多，时间长了会使血液中的胆固醇含量增高，胆固醇堆积在动脉内壁上可使动脉管腔变窄从而影响供血，引起头晕、头痛，甚至动脉硬化。冠状动脉硬化可引起心肌梗死、心绞痛、脑动脉硬化；动脉血栓形成或破裂时，可引起脑血管梗塞或脑血管溢血，就是我们常说的中风；四肢动脉硬化可引起肢体坏死；肾动脉硬化可引起顽固性高血压病。另外，过多地食用动物性脂肪还可引起胆囊炎、胆石症、胰腺炎等疾病。如果特别喜欢吃肥肉，更会加速动脉硬化的进展。另外，消化机能差的人也不适合过食油腻。

年龄在40岁以上的高血压患者应特别注意日常饮食。荤腥食物（含动物性脂肪的食物）或多或少都含有胆固醇，高血压患者特别是动脉硬化的患者不宜经常食用，但也不必完全禁食，应该根据血中胆固醇含量及是否有动脉硬化等情况来适当予以控制。高血压患者应选择每100克中含胆固醇在100毫克以下的食物。

⊙忌过量饮咖啡

高血压患者应远离咖啡因，尤其是在情绪紧张时，因为压力加上咖啡因的作用会让血压成倍地升高。

一般而言，单是咖啡因就能使血压上升5~15毫米汞柱，比如，原来血压是120/60毫米汞柱的人在摄取咖啡因后，血压可能上升至135/75毫米汞柱。血压超过140/90毫米汞柱，对健康就有不利影响。

研究人员还说，有些人喜欢在情绪紧张时喝咖啡，其实这是错误的做法。患高血压概率高的人应避免在工作压力大的时

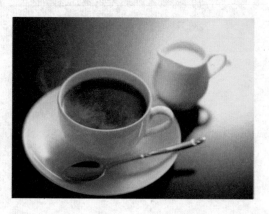

候喝含咖啡因的饮料。

另外，有些长年有喝咖啡习惯的人，以为他们对咖啡因已经免疫，事实上并非如此。

一项研究结果显示，喝一杯咖啡之后，血压升高的时间可长达12小时。

⊙忌过量摄盐

实验研究表明，食盐摄入量与平均血压值呈正相关性，食盐摄入每日减少3.5克，收缩压即可下降3~4毫米汞柱（0.4~0.5千帕），这种效果在老年高血压患者中尤其显著。限盐不仅能降血压，而且可相应减少降压药物的用量。一般来说，每日摄盐量宜控制在5克左右，同时也要注意减少酱油、味精等含钠调料的食用量。

⊙忌食菜子油

高血压患者宜吃植物油，少吃动物油和奶油，这主要是从预防高血脂症及动脉硬化的角度来考虑的。菜子油虽然也是植物油，但它富含一种叫做芥酸的长链脂肪酸，如果长期食用富含芥酸的菜子油，身体就会因芥酸蓄积过多而更易产生血管壁增厚和心肌脂肪沉积等症状。

世界卫生组织建议，食用菜子油中的芥酸含量不得超过5%，而未经处理的菜子油芥酸含量可高达40%。故老年人尤其是高血压、冠心病、冠脉供血不足或兼有心绞痛者，不宜食用菜子油。

⊙忌饮用葡萄柚汁

目前，国际上流行一种时髦的保健饮料——葡萄柚汁，它之所以流行，据说是因为它能降血压、降血脂，还能减肥。但是很多人不知道，葡萄柚汁可与药物相互作用，导致不良反应。葡萄柚汁一般制成葡萄柚饮品供消费者饮用，因此，葡萄柚汁这种与药物的相互作用，应引起高度重视。

首次发现葡萄柚汁与药物发生相互作用是在1990年，有人发现高血压患者同时服用非洛地平（波依定）5毫克和一杯葡萄柚汁（约200毫升）后，非洛地平的生物利用度（即药物进入血液循环的相对吸收程度与速度）增加了164%~469%，平均为284%，也就是说，血中药物浓度几乎增加了两倍，患者血压显著下降，心率明显加快，患者改服橙汁就没有这种相互作用。另一实验也证实了这一点，健康志愿受试者事先饮用葡萄柚汁4次，每次约200毫升，再同时饮一杯葡萄柚汁和口服波依定10毫克，结果受试者的最高血浆药物浓度（峰值浓度）增加了32%~99%，心率增

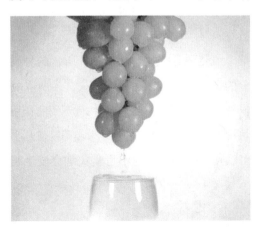

加，血压明显下降，并有头痛反应。以后相继发现，葡萄柚对其他地平类药物也有这种相互作用，例如，葡萄柚汁使硝苯地平（心痛定）10毫克的生物利用度平均增加134%，使尼索地平生物利用度平均增加198%，峰值血浓度增加约4倍，使普拉地平2毫克的生物利用度增加73.2%，峰值血浓度增加53%，使氨氯地平（络活喜）5毫克的生物利用度增加116%，峰值血浓度增加115%。

葡萄柚汁还影响到高血压患者常用的一些其他药物，如镇静催眠药地西泮（安定），可使其生物利用度增加3.2倍，峰值血浓度增加1.5倍，此外，对维拉帕米、咪达唑仑、三唑仑也有相似影响。

为什么会发生这种相互作用呢？主要是因为葡萄柚汁中含有的黄酮类柚苷和二羟佛手苷亭能选择性地抑制肠壁组织中的药物代谢酶，使上述地平类等药物的首过效应（指药物在进入全身血循环前，先被肝脏代谢一部分，使药效显著降低的作用）被抑制，从而使生物利用度和峰值血浓度显著增加，给患者带来了不良反应和危险。

值得注意的是，葡萄柚汁所含两种成分的半衰期（药物在体内消失一半所需时间）长达12小时，其影响药物代谢酶的作用可持续24小时，即使在服地平类药物前几小时饮用葡萄柚汁，也不可避免地会发生相互作用。

为了避免这种相互作用，高血压患者不宜饮用葡萄柚汁，应改为饮用其他饮料，如果必须饮用时，至少要与服用地平类药物的时间间隔12小时以上，或者在医生指导下适当减少地平类药物剂量。

⊙忌不控制热量

据观察，过多摄取某些营养素会降低患者的抵抗力，并使病情加重。我们的身体是由上百亿个细胞所构成的，每一个细胞就像是利用营养物质和氧产生能量的化工厂，又像是不同形式能量的转换站，如肌肉细胞能够把热能转化成机械能，使人产生力量。在正常情况下，人体的热量需要是与食欲是相适应的，当正常食欲得到满足时，其热量需要一般也可满足，体重可以维持不变；假如热量供给过多，就会导致体重增加。单从这一方面来讲，高血压患者就不应该忽视日常饮食中对热量摄入的控制。

研究表明，患心血管疾病的人以任意进食动物脂肪者为多。作为已患有高血压或者具有发生高血压病倾向的人，其体内的脂肪组织本来就逐渐增加，而其他活动性组织则相应减退，整个机体的代谢水平降低，加上多数高血压患者年龄都偏高、活动量少，消耗的热能也相对减少，因此，高血压患者应该注意控制热量的摄入。

技巧9：高血压患者的外食建议

大部分的外食热量、盐分含量都很高，因实际的情况不容易掌握，所以尽可能减少吃外食才是聪明之道。但是要完全避免也是不太可能的，先将一般外食的营养成分记在脑海里。

⊙外食需懂得调节饮食

最近标示有营养成分的外食或外带的店家逐渐增加，这也可成为选择对象。外食选择的标准，主要不偏重油脂或谷类，各式各样的食材被运用在其中，一顿餐约500~600大卡，盐分在6克以内。不过，事实上超过这个范围的食物到处皆是，因此调整一部分的量剩下来是必要的。配菜和主食个别分开摆放的定食，拥有较容易调整的好处，不知什么该吃，什么不该吃的时候，比如口味重的食物应尽量避免，喝汤时，只吃汤料，其余的大约吃到7成即可。像宴会请客时，注意只要吃到七八成饱就好了。

⊙外食需增加蔬菜摄取量

平常在外所吃的外食或外带食物中，无法摄取的食材不妨在家中好好地补充。特别是蔬菜类容易摄取不足，应该及时补充。相反的，外食容易摄取过多的盐分、油脂、砂糖、谷类等，在家中的饮食时必须注意控制均衡。偶尔参加聚会、旅行等

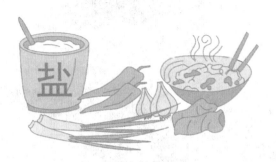

活动，如果发现会吃太多时，不妨在前一两天控制盐分和热量的摄取，吃过大餐后，也要努力控制食量才是。

⊙外食的建议

吃饭前先喝清汤或白开水，增加饱足感。饮食上应尽量习惯味道较淡的料理。油炸的食物宜尽量避免食用。点选小菜宜适量勿过量。去皮的肉类比含皮的肉类少了5%的热量。尽量避免酒精性饮料的摄取。每克酒精提供7大卡的热量。魔芋是一种低热量食品，想吃东西时不妨来碗魔芋面。下酒小菜的热量高，应酬多者应多加注意。膳食纤维可提供饱足感，宜多食用。

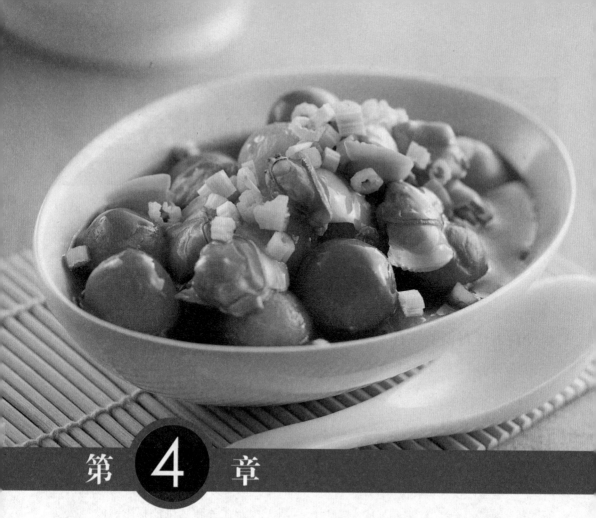

第 **4** 章

关于高血压食疗的20个疑问解答

　　摄入过多的味精会使血压升高吗？各类食物如何合理搭配？为什么吃太咸会得高血压？高血压患者为什么要少吃动物类食品？　　想必很多高血压患者在饮食方面，都有不少诸如此类的问题。下面就针对高血压患者最常遇到的20个问题，一一为您解答。

问题 1 摄入过多的味精会使血压增高吗

味精含有对人体有益的谷氨酸，但过量食用会导致体内水钠潴留，从而使血压升高。

高血压特别是原发性高血压的发生与人们平时的饮食关系十分密切。略有医学知识的人都知道，摄入食盐过多会使血压升高，进而诱发高血压，所以不少中老年人很注意饮食的咸淡。其实在调味品中，除食盐以外，过量食用味精同样会引起血压升高。

味精的主要成分是谷氨酸钠。谷氨酸是脑组织氧化代谢的氨基酸之一，所以谷氨酸对改进和维持丘脑的机能是十分重要的。此外，它还有降低血液中氨含量的作用。可作为精神病患者大脑皮层的补剂，改善有神经系统缺陷儿童的智力，这是味精有益的一面。

正常成人每日摄取1~2克钠便可满足生理的需要，如过量摄取则可造成体内水钠潴留，导致血管管腔变细，血管阻力升高，同时血容量升高，加重心、肾负担，进一步使血压升高。调查表明，我们每摄入1克食盐，收缩压（高压）就增加2毫米汞杜，舒张压（低压）就增加1.7毫米汞柱，而60岁以上的人对钠的摄入尤为敏感。所以老年人对味精的摄入应该与对待食盐一样慎重，患有高血压、肾炎、水肿等疾病的患者更应如此。婴幼儿时期以不吃食盐为宜，味精当然也以不吃为好。

问题 2 高血压患者能不能喝鸡汤

高血压患者可适量地饮用鸡汤，但不可盲目用鸡汤进补。

研究证明，高胆固醇、高血压、肾脏功能较差者、胃酸过多者、胆管疾病者，适量饮用鸡汤是可以的，但不宜多喝。如果盲目用鸡汤进补，只会进一步加重病情，对身体有害无益。特别注意，老年患者要少喝鸡汤。

问题 3　吃快餐对高血压有什么影响

吃快餐会导致食盐的过量摄入，建议少吃为宜。

爱吃快餐食物的人群患高血压的风险要高于其他人，这是因为快餐食物中含有的盐分过多，长期食盐过量就会导致高血压、中风、冠心病等心脑血管疾病。世界卫生组织建议，健康人通过饮食摄取的最佳盐量，每人每日不应超过6克。如果能长期保持每天摄入的盐量低于6克，可使25~55岁人群的收缩压降低9毫米汞柱，到55岁时冠心病死亡率可减少16%。

来自英国赫特福德大学的研究人员对数十种快餐食物进行调查之后发现，快餐食物如方便面、速冻食品等含有相对较高的盐分。

研究报告指出，为了让食物存放期长一点，生产商加入大量盐到快餐食物中，比如一包方便面大约含2.3克盐。

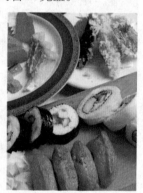

所以在这里要提醒各位忙于工作而无暇做饭，常常依靠快餐食物过日子的现代人，要注意尽量控制自己每天食用快餐食物的分量。

问题 4　葡萄酒可以活血降压，可长期多饮吗

物极必反，葡萄酒宜少量饮用，每月可饮一两次。

研究证明，少量饮酒有扩张血管、活血通脉、消除疲劳的功效。因此，偶尔喝点酒精含量低的葡萄酒、黄酒，对人体有一定的好处，但酒精会部分抵消某些降压药的作用，不能长期少量饮酒当做一种治疗手段。

问题 5 各类食物如何合理搭配

无论患哪种疾病，都不能脱离饮食去寻找病因。

无论患哪种疾病，都不能脱离饮食去寻找病因。

一味依赖于某种食品，对高血压的防治可能会有一定效果，但这样却没有考虑到营养均衡的问题，最终反而有损健康。胆固醇摄入过多的确会引起动脉硬化，但完全不摄入亦非好事，而应根据自己的身体状况，掌握分寸，做到适量摄取。

不管身体多么健康，也不能过分迷信某种食物，否则物极必反，促进健康不成反倒害病，因此特别要注意六类食物的合理搭配。

第一类：肉、鱼、蛋、大豆类。人体离不开蛋白质，蛋白质不仅是肌肉、皮肤的组成部分，也是构成血液、酶、激素的重要成分，血管中也含有蛋白质成分。成人每天需要摄入70克左右的优质蛋白质。这一类食品中，维生素的含量也很丰富。如果体内维生素的含量不足，人的体力会减弱且毫无精神。

第二类：牛奶、乳制品、小鱼、海藻类。这一类食品中含有丰富的钙。如果体内含钙不足，不仅会导致骨骼疏松、牙齿变软，而且会引起全身功能的衰退，甚至影响情绪的稳定，使人感到心烦意乱，对外界压力的承受力减弱。

第三类：绿色蔬菜。这类食品中含有维生素A、B族维生素、维生素C及铁、钙等。维生素A可调整身体的状态使之维持正常，而维生素B_2能使肌肉富有弹性。如果体内维生素A和维生素B_2的含量不足，则肌肉弹性差，易患夜盲症和感冒。

第四类：淡黄色蔬菜、柑橘类。这类食品是维生素C的主要来源，如果维生素C缺乏，则易疲倦及牙龈出血。

第五类：米、面包、面食、白糖。碳水化合物是人体生命活动所需能量的主要来源，如果供给不足，则易感疲乏无力且耐力降低。但是糖类含热量较高，不可摄入过多，否则将引起身体发胖。

第六类：油脂类。脂肪含有维生素A，但热量高，在摄入脂肪时应注意植物性脂肪与动物性脂肪的比例为2：1。

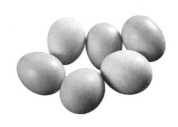

问题 6　芹菜食疗治高血压的验方有哪些

芹菜可降压安神，并可以有效降低胆固醇含量，适合各类型高血压患者饮用。

鲜芹苹果汁：有降血压、平肝、镇静、解痉挛、和胃止吐、利尿之功效，适用于眩晕头痛、颜面潮红、精神易兴奋的高血压患者。

鲜芹菜250克，苹果1~2个，将鲜芹菜放入沸水中烫2分钟，将芹菜和苹果切碎，榨汁，每次饮1杯，每日2次。

芹菜根炖马蹄：有降压、安神、镇静之功效。

芹菜根60克，马蹄6粒，芹菜根和马蹄放入砂锅，炖汤饮用。

芹菜葡萄汁：特别适合年老体弱的高血压患者。

鲜葡萄250克，旱芹菜250克，将芹菜带叶洗净，用沸水烫2分钟，切碎，榨汁；将葡萄洗净榨汁，与芹菜汁对匀，装入杯中备用。温开水送饮，每日2~3次，20日为一疗程。

芹菜煎汁：可降压安神，适合各类型高血压患者饮用。

鲜芹菜500克或芹菜根60克，洗净，水煎服，每日一剂，10天为一个疗程。

芹菜大枣汁：可治疗伴有胆固醇增高的高血压和冠心病患者，可使胆固醇下降。

鲜芹菜根10棵，大枣10枚，水煎服，一日2次，连服15天为一疗程。

问题 7　高血压患者能喝冷饮吗

不喝或者尽量少喝冷饮是高血压患者的上选。

患有高血压、冠心病、动脉粥样硬化的病人，应尽量少喝或不喝冷饮。因为冷饮食品进入胃肠后会突然刺激胃，使血管收缩，血压升高，加重病情，并容易引发脑溢血。

问题 8 高血压患者为什么要少吃一些动物类食品呢

动物类食品含有大量脂肪，其中的饱和脂肪酸含量很高，不宜多吃。

动物类食品含有大量脂肪，其中的饱和脂肪酸含量很高。

研究发现，膳食中饱和脂肪酸不仅影响血脂，而且也严重地影响血压，尤其是明显地影响高血压病人的血压，这可能与饱和脂肪酸增加血液黏滞度引起或者加重动脉粥样硬化有关。

已经证明，在饮食中饱和脂肪酸摄入量很高的国家，如美国、挪威和芬兰等国降低饱和脂肪酸的摄入量，增加不饱和脂肪酸食品的摄入量，可使人群中血压平均下降约1.1千帕（8毫米汞柱），轻型高血压患者血压均显著下降，中度高血压患者血压下降更为明显。

众所周知，动物脂肪含有较多的饱和脂肪酸，而植物脂肪中不饱和脂肪酸含量较高。

中国汉族居住的广大地区在膳食中动物性食物相对较少，食用油基本以植物油为主，因而膳食中饱和脂肪酸含量较低，不饱和脂肪酸相对较高，这可能是中国高血压发病率低于西方的原因之一。中国浙江舟山地区渔民血压相对较低，渔民膳食中以鱼类为主，鱼肉中富含长链不饱和脂肪酸，这可能是当地渔民高血压（原发性高血压）发病率较低的原因之一。但是近年来随着中国人民生活水平的不断提高，饮食中脂肪含量及动物性脂肪含量不断上升，特别是西方高热能饮食方式的"引进"，使中国人民特别是城市居民膳食中饱和脂肪酸含量逐渐增加，这可能是中国高血压患病率有所上升的原因之一。

因此，人们特别是高血压患者，应食用富含不饱和脂肪酸的植物性食品，少用或不吃富含饱和脂肪酸的动物性食品。

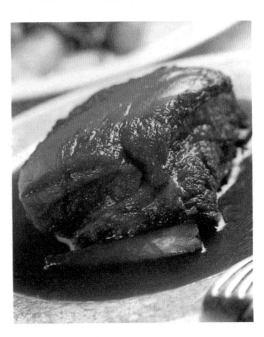

问题 9 为什么吃太咸会得高血压

氯、钾、钠负责控制人体肌肉、神经和体液的稳定与协调，其中，钠跟钾一起维持体内水分分布的平衡状态。

1.外钠内钾，维持水分平衡

钾跟钠一个存在于细胞外、一个固守于细胞内，钠是人体血液与细胞外液中含量最多的阳离子，钾主要存在于细胞中，人体中约有95%的钾分布于细胞内液。钾跟钠互斥，且共同控制着细胞内的水分、渗透压和酸碱值（pH）的平衡。

2.盐与血压的密切关系

盐分进入体内，会溶解在血液等体液中，细胞膜容易让水分顺利进入细胞内，却不容易让盐分通过。当摄取过量的盐分，盐分会停留在细胞外的血液中，使得血液中盐分浓度提高、水分减少。

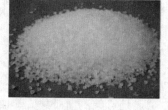

由于细胞内的钾基于渗透压要平衡的原理，必须释出细胞内的水分，以达到内外的平衡，但细胞脱水会有生理上的问题，所以我们的口渴中枢会传达出需要水的信息，因此我们需要喝下大量水分以稀释血液，让内外达到平衡。这时候，血液的体积增加，血液充满血管，血压便因此升高。

问题 10 葡萄柚汁降脂减肥，高血压患者能喝吗

高血压患者不宜多饮葡萄柚汁。

高血压患者不宜多饮葡萄柚汁。葡萄柚汁中含有的黄酮类柚苷和二羟佛手苷亭，能选择性抑制肠壁组织中的药物代谢酶，使地平类降压药物的首过效应被抑制，从而使生物利用度和峰值血浓度显著增加，给患者带来心率增快和头疼等不良反应。

问题 11 普通精盐和天然食盐哪一个对健康更为有利

建议控制食盐的摄入总量，两种盐都食用对健康更为有利。

盐有两种，其一是天然盐，是从海水中提取制成；另一种是精盐，是用真空式蒸发罐将进口的天然盐进行加热蒸发而成。

所谓"天然盐"就是在日晒盐中加入盐卤，用平底锅加热蒸干水分制成的。

盐卤是指海水用以提取盐后所剩的苦味液体。该液体中含有丰富的能溶于海水中的矿物质，故"天然盐"滋味爽口，自古就有品尝美味"天然盐"的说法。不过"天然盐"中矿物质的含量依然很少，就

算用量很多，也难以满足维持身体健康所必需的矿物质含量。

为了有利于身体健康，可尝试使用各种各类的盐，但万变不离其宗，盐的本质始终如一，说到底依然是"盐"。

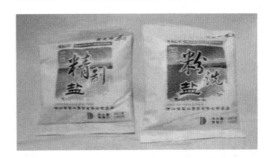

问题 12 大豆是不是可预防动脉硬化

大豆含有大量不饱和脂肪酸、维生素和氨基酸，可有效预防动脉硬化。

大豆有"植物肉"的美称。大豆营养丰富，富含优良的植物蛋白。大豆中脂肪含量约占20%，但大豆脂肪与猪肉、牛肉脂肪不同，大豆脂肪中含有大量不饱和脂肪酸，可降低血液中的胆固醇。此外，大豆还富含维生素、氨基酸等，有预防动脉硬化的功效。

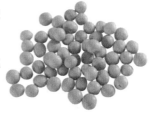

问题 13　每天喝咖啡对高血压患者会有很大影响吗

咖啡中含有兴奋剂咖啡因，会使血压升高，不可过多饮用。

咖啡、红茶之类的饮料，不利健康的最主要原因是里面加有白糖。茶店中的袋装茶，每小袋为6~10克，如果每日都饮用数杯，则日摄入的糖量就较多。身体有发胖倾向的人对此更应加倍注意。若咖啡中不加糖，情况又如何呢？咖啡会使血压升高，究竟升高多少，虽然目前还没有准确的数据，但是红茶、咖啡中含有兴奋剂咖啡因，因此不可过多饮用。

咖啡因可促进胃酸分泌，因此，胃酸过多的人应当注意掌握分寸，适可而止。即使要喝咖啡，只能加极少的糖，并加入牛奶。

问题 14　墨鱼、虾、螃蟹属于优质食品，不必担心胆固醇，是吗

这些海鲜确实属于优质食品，每周吃一两次是可以的。

长期以来人们一直认为墨鱼、虾、螃蟹等海鲜中的动物胆固醇含量颇高，但在最近进行了定量测试，得知其胆固醇的含量仅为历来公认数据的一半。

虽然如此，但墨鱼、虾、蟹的胆固醇仍比鱼类高，倘若每天食用，确实不符合健康之道。

不过一般家庭，不会每天都食用墨鱼、虾、蟹，通常一周吃一两次，所以无需担心。值得注意的是那些每天都要赴宴的人，墨鱼、虾、蟹成为他们的家常便饭，无意之中吃得太多，不知不觉胆固醇升高了。

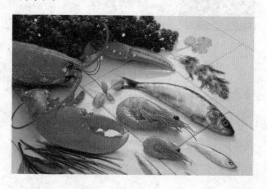

问题 15 对高血压患者来说适宜的食物烹调方式有哪些呢

食物的烹调方式很多，它们在饮食健康和口味上各有千秋，下面介绍5种适宜高血压患者的食物烹调方式。

煮：这种烹调方式对糖类及蛋白质能起到部分水解作用，对脂肪的影响不大，但会使水溶性维生素如维生素B_1、维生素C，以及矿物质如磷、钙等溶于水中。

蒸：这种烹调方式对营养成分的影响和煮相似，但矿物质不会因蒸而受到损失。

炖：可使水溶性维生素，如维生素B_1、维生素B_2、维生素B_6、维生素B_{12}、叶酸、维生素C，以及矿物质如磷、钙、镁等融入汤中，但一部分维生素会受到破坏。

焖：焖的时间长短同营养素损失的多少成正比，但焖熟的菜肴有其优点，它们酥烂、汁浓、味重，易于消化。

熘：因这种烹调方式在原料上裹上了一层糊，从而减少了营养素的损失。

问题 16 多吃鱼对高血压患者有好处吗

有好处，因为鱼肉相对于畜肉来说更有利于控制血脂水平，从而有效降低血压。

通常，我们进食的肉类如猪、羊肉都含有较高的胆固醇和饱和脂肪酸，这两种成分与动脉硬化直接相关。而鱼类食物则含有较多的不饱和脂肪酸，以鱼肉代替畜肉就可以降低食物中的总脂肪和饱和脂肪酸的摄入，不但有利于控制血脂水平，而且对降低血压也有明显的益处。另外，鱼类蛋白是优质蛋白质，适合容易出现低蛋白血症和肾功能不良的老年高血压患者食用。

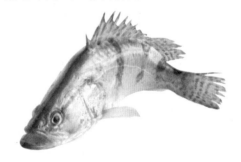

问题 17 对高血压患者来说不适宜的烹调方式有哪些呢

以下烹调方式虽然能使食物在口味上显得更为香、脆、嫩一些，但是不太适宜高血压患者饮用。

炸：虽然油炸食物香、脆嫩，但由于油炸时温度高，对许多营养素都有不同程度的破坏。

蛋白质因高温而严重变性，脂肪也因油炸失去功能。

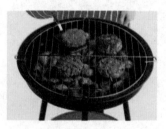

烤：这种烹调方式不但使维生素A、维生素B₁、维生素B₂、维生素C受到相当大的破坏，也损失了部分脂肪，而且如果使用明火直接烤，还可能使食物产生某种致癌物质。

熏：这种烹调方式能使食物产生诱人的香味，色泽美观，但是会使维生素特别是维生素C受到破坏，并损失一部分脂肪，同时也可能产生致癌物质。

煎：这种烹调方式虽然能使食物外酥里嫩，但是对维生素及其他营养素有一定影响。

问题 18 为什么说饭后小憩助稳压

饭后肠胃道充血，大脑相对供血不足，宜小憩一会儿助血压平稳再做适量的运动。

虽说"饭后百步走，能活九十九"，但是高血压患者不应饭后立即活动，而应该早饭后小坐10分钟，午饭后小憩一会儿。

早餐后，胃肠道充血，大脑相对供血不足，如果立即活动，血压会受影响，头会发晕。

饭后可稍坐10分钟左右，再做其他活动。午饭后，高血压患者也应小睡半小时左右。如无条件，可坐着打个盹儿，有助血压平稳。

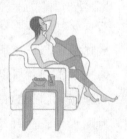

问题 19　高血压患者能不能进补

高血压患者也可通过适量进补来调整机体的平衡，降低血压。

从中医的观点看，高血压是由阴虚阳亢、阴阳两虚、肝脏阴虚、气血两亏以及心火上升等阴阳失调引起的。因此，根据"虚则补之，实则泻之"的原则，高血压患者也可通过进补来纠正人体的阴阳失调，调整机体的平衡，降低血压。选择适当的补品，适量饮用，则能收到较好的效果。

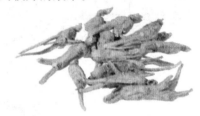

问题 20　血脂高不能吃肥肉，那么可以多吃植物油吗

不可以，高血脂的高血压患者需控制油的摄入量。

植物油也含有很高的热量。如果不限制植物油的摄入，过多摄入同样会导致肥胖，引起冠心病。

因此，血脂高的高血压患者更要控制油的摄入量。

人们日常食用的油脂有动物油和植物油两大类。一般来说，多数动物油中饱和脂肪酸的含量较高，而植物油中则是不饱和脂肪酸的含量居多，因此高血脂患者宜食用植物油。

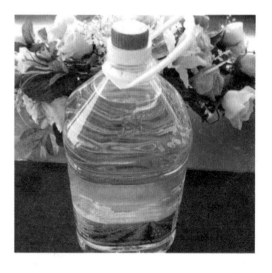

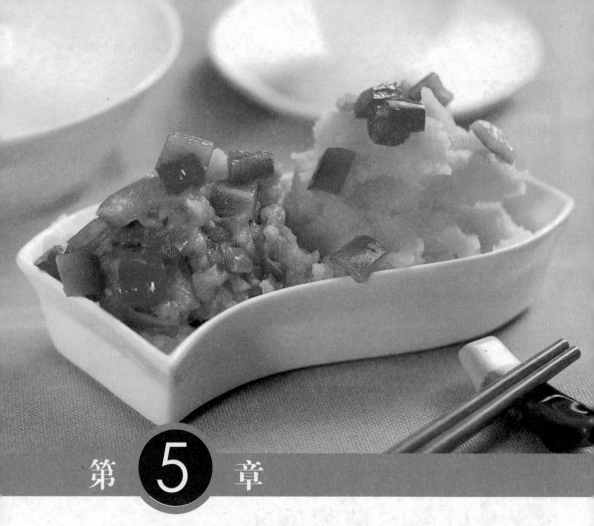

第 **5** 章

有效降低血压的59种食材

　　高血压患者饮食总原则：两低、两补、一增、一减，即低盐、低脂，补钾、补钙，适当增加优质蛋白，减少多余热量摄入。下面我们为您介绍适合高血压患者的59种食材。

⊙ 可降血压谷物、豆类

黄豆

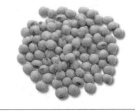

有辅助降压作用，可预防高血压和血管硬化。

黄豆与青豆、黑豆统称为大豆，既可供食用，又可以炸油。它的营养价值非常高，所含蛋白质是鸡蛋的3倍，是牛乳的2倍，被称为"豆中之王"，是天然食物中最受营养学家推崇的食物。

◎ 降压功效

黄豆含有特殊成分——异黄酮，它具有降低血压和胆固醇的作用，尤其富含黄豆蛋白，有很好的辅助降压作用，可预防高血压和血管硬化。

◎ 其他功效

黄豆所含的脂肪酸中多半是亚油酸，占50%以上。该酸是一种不饱和脂肪酸，具有降低血液中胆固醇作用。

常吃黄豆能降低患心血管疾病的概率。大豆含有的豆皂甙能促进脂肪分解、抑制多余脂肪的合成和吸收，能防止体内氧化脂质的生成，而过氧化脂质是动脉硬化的致病因子，故豆制品有预防动脉硬化的作用，大豆制品能赋予血管以弹性，对突发性血压升高亦能免于血管破裂。

近年的医学研究表明，常食大豆类制品有辅助预防男性前列腺癌的作用，豆制品富含植物激素，具有调节人体激素含量的作用，而前列腺癌主要是老年男性体内激素减少所致。豆制品对辅助预防胃癌也起一定作用。

豆浆、豆腐、豆腐干等豆制品是属于低脂肪高蛋白食品，而蛋白质可缓冲胃内的酸碱度，降低胃内致癌物——亚硝胺类的形成，增加胃黏膜的分泌，减少致癌物与胃黏膜的接触，提高机体的胃组织修复能力，常进食豆制品，对预防胃癌具有一定的保护作用。

黄豆是辅助治疗妇女更年期综合征的最佳食物。

豆浆中含有氧化剂、矿物质和维生素，还含有一种牛奶所没有的植物雌激素——黄豆苷原，该物质可调节女性内分

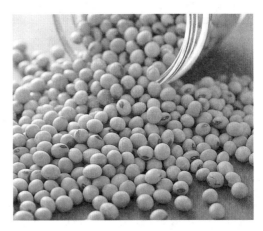

泌系统的功能。

常食黄豆对皮肤干燥粗糙、头发干枯大有好处，可以加速肌肤的新陈代谢，促使机体排毒，令肌肤常葆青春。

健康减肥可以通过多吃黄豆制品来达到瘦身的目的。豆制品在消化吸收的过程中，会抑制脂质和糖类的吸收，可以达到瘦身效果。

◎营养师健康提示

黄豆一般人都可以食用。尤其是更年期妇女、心血管疾病患者的理想食品，也很适合脑力工作者和减肥者食用。

◎适用量

每天40~50克。

◎总热量

359千卡（每100克可食用部分）。

黄豆营养成分（每100克可食用部分）

名称	含量	名称	含量
碳水化合物	34.2克	脂肪	16.0克
蛋白质	35.0克	纤维素	15.5克
维生素A	37.0微克	维生素C	—
维生素E	18.9毫克	胡萝卜素	220.0毫克
硫胺素	0.41毫克	核黄素	0.2毫克
烟酸	2.1毫克	胆固醇	—
镁	199.0毫克	钙	191.0毫克
铁	8.2毫克	锌	3.34毫克
铜	1.35毫克	锰	2.26毫克
钾	1503.0毫克	磷	465.0毫克
钠	2.2毫克	硒	6.16微克

⊙ 可降血压谷物、豆类

黑豆

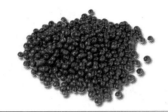

含有大量能降低胆固醇的元素，能有效降低血压。

黑豆又名黑大豆、乌豆、菽、冬豆子，为一年生草本豆科植物大豆的黑色种子。黑豆的营养成分是全面而丰富的，它也是中国数千年来，中医界一致肯定为养生豆科食物的代表。也有人称它为"大豆中的优等生"。

◎ 降压功效

黑豆中含有大量能降低胆固醇的大豆蛋白、亚油酸、卵磷脂，以及降低脂肪的亚麻酸等，这些成分还能软化血管、促进血液循环。有降低血压等效用。

◎ 其他功效

中医认为，黑豆性味甘、平、无毒，具有祛风除热、调中下气、活血、解毒、利尿、明目等功效，并能滋阴补肾、补血虚，可治疗目暗、腹胀水肿、脚气等症。现代医学研究发现黑豆能提供充足的能量，还具有神奇的通便功能，能降低胆固醇，可健脑益智、延缓大脑老化。

黑豆含较丰富的蛋白质、脂肪、碳水化合物以及胡萝卜素、维生素B_1、维生素B_2、烟酸及粗纤维、钙、磷、铁等营养物质，并含少量的大豆黄酮甙和染料木苷，后两种物质均有雌激素样作用，能对人体的激素水平起到双向的调节作用，可预防多种疾病的发生。

黑豆对年轻女性来说，还有美容养颜的功效。黑豆含有丰富的维生素，其中E族和B族维生素含量最高，维生素E的含量比肉类高5~7倍。众所周知，维生素E是一种相当重要的保持青春健美的物质。中国古人虽不知道黑豆中含有较多的维生素E，却从实践中得知它是一种美容食品。如古代药典上曾记载黑豆可驻颜、明目、乌发，使皮肤白嫩等。

◎ 典籍记载

《本草纲目》中说："豆有五色，各治五脏，惟黑豆属水性寒，可以入肾。治水、消胀、下气、治风热而活血解毒，常食用黑豆，可百病不生。"

孙思邈说："黑豆少食醒脾，多食

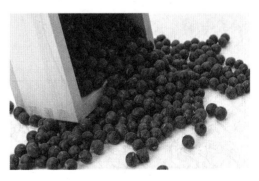

损脾。"

《千金翼方》中说："久食黑豆令人身重。"

《本草汇言》记载："黑豆性利而质坚滑，多食令人腹胀而痢下。"

◎**营养师健康提示**

炒食容易生燥热、伤脾胃，体虚者忌食。由于黑大豆质地较硬，不易消化，脾胃胀满者或消化功能差的人应少食。

◎**选购**

以豆粒饱满完整、颗粒大、油黑色的为佳。

◎**适用量**

每次50~100克。

◎**总热量**

381千卡（每100克可食用部分）。

黑豆营养成分（每100克可食用部分）

名称	含量	名称	含量
蛋白质	36克	脂肪	15.9克
碳水化合物	33.6克	维生素A	5微克
钙	224毫克	水分	9.9克
胡萝卜素	30毫克	磷	500毫克
钾	1377毫克	维生素B_1	0.2毫克
钠	3毫克	维生素B_2	0.33毫克
镁	243毫克	维生素PP（尼克酸）	2.0毫克
铁	7.0毫克	维生素C	—
锌	4.18毫克	膳食纤维	10.2克
铜	1.56毫克	锰	2.83毫克

⊙可降血压谷物、豆类

绿豆

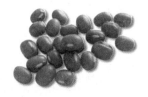

绿豆有防止血液动脉粥样硬化，可有效降低血压。

绿豆，又名青小豆、文豆，为豆种植物绿豆的种子，原产于中国，是中国传统的豆类食物。绿豆中含有多种维生素，钙、磷、铁等无机盐的含量都高于粳米。其蛋白质主要为球蛋白类，富含蛋氨酸、色氨酸、赖氨酸、亮氨酸和苏氨酸。其中，赖氨酸含量是小米的3倍。

◎降压功效

药理分析表明，绿豆有防止实验性动脉粥样硬化。抑制血脂上升的作用，还能使已升高的血脂迅速下降，能有效地降低血压。

◎其他功效

解暑降温：绿豆不仅营养丰富，而且还是夏日解暑的佳品。中医认为，绿豆性味甘凉，入心，有清热解暑、利尿通淋、解毒消肿之功，适用于热病烦渴、疮痈肿毒及各种中毒等，为夏日解暑除烦、清热生津之佳品。《本草纲目》言其"治痘毒，利肿胀，为食中要药；解金石砒霜草木一切诸毒……世之良谷也"。

绿豆还具有解毒、防止酸中毒、促进生发、构成组织，使骨骼和牙齿坚硬、帮助血液凝固等作用。

抗菌抑菌作用：绿豆中的某些成分直接有抑菌作用。通过抑菌试验证实，绿豆衣提取液对葡萄球菌有抑制作用。根据有关研究，绿豆所含的单宁能凝固微生物原生质，可产生抗菌活性。绿豆中的黄酮类化合物、植物甾醇等生物活性物质可能也有一定程度的抑菌抗病毒作用。

通过提高免疫功能间接发挥抗菌作用。绿豆所含的众多生物活性物质如香豆素、生物碱、植物甾醇、皂甙等可以增强机体免疫功能，增加吞噬细胞的数量或吞噬功能。

◎营养师健康提示

绿豆不宜煮得过烂，否则会破坏其中的有机酸和维生素，使清热解毒的功效降低。但未煮烂的绿豆腥味强烈，吃

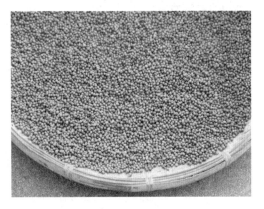

后易使人恶心、呕吐，因此，烹调时，应注意火候。

绿豆性凉，脾胃虚弱，容易腹胀腹泻的人不宜多吃。

◎适用量

每日50~100克。

◎总热量

316千卡（每100克可食用部分）。

绿豆营养成分（每100克可食用部分）

名称	含量	名称	含量
蛋白质	21.6克	脂肪	0.8克
碳水化合物	62克	胆固醇	–
膳食纤维	6.4克	维生素A	22微克
胡萝卜素	130微克	维生素B_1	0.25毫克
维生素B_2	0.11毫克	烟酸	2微克
维生素C	–	维生素E	10.95毫克
钙	81毫克	磷	337毫克
钾	787毫克	钠	3.2毫克
镁	4.28毫克	铁	6.5毫克
锌	2.18毫克	硒	4.28微克
铜	1.08毫克	锰	1.11毫克

⊙ 可降血压谷物、豆类

蚕豆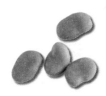

具有降血压、清热解毒之功效，是良好的绿色食品。

蚕豆俗称胡豆、佛豆、罗汉豆，为豆科一年或两年生草本植物。蚕豆主要产于中国长江流域，因豆荚形似蚕而得名，是美味营养的大众食品。

◎ 降压功效

蚕豆富含蛋白质、氨基酸等物质，并且其蛋白质不含有胆固醇，是低热量食物，有降血压、清热解毒之功效，对高血脂、高血压和心血管疾病患者来说，都是一种良好的绿色食品。

◎ 其他功效

传统医学认为蚕豆味甘、性平，入脾、胃经；可补中益气，健脾益胃，清热利湿，止血降压，涩精止带；主治中气不足，倦怠少食，高血压，咯血，衄血，妇女带下等病症。

嫩蚕豆煮稀饭能和胃、润肠、通便，对习惯性便秘有良效。

蚕豆茎止血，止泻；叶收敛止血。花凉血，止血；种子皮利尿渗湿；荚壳收敛止血。

蚕豆含有钙，有利于骨骼钙化，利尿；所含磷脂是构成细胞膜、线粒体膜、微粒体膜的物质基础。

◎ 营养师健康提示

蚕豆含有致敏物质，过敏体质的有极少数人（男孩较多）吃了会产生不同程度的过敏、急性溶血等中毒症状，就是俗称的"蚕豆病"。这是因为体内缺乏某种酶类所致，是一种遗传缺陷。发生过蚕豆过敏者一定不要再吃。

不宜食用鲜嫩蚕豆，以煮食为主。

蚕豆性滞，不可生吃，应将生蚕豆多次浸泡或焯水后再进行烹制，以防胀肚伤脾胃。

蚕豆去壳：将干蚕豆放入陶瓷或搪瓷器皿内，加入适量的碱，倒上开水闷一分钟，即可将蚕豆皮剥去，但去皮的蚕豆要用水冲除其碱味。

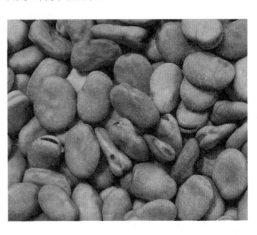

老人、考试期间的学生、脑力工作者及高胆固醇、便秘者最宜食用。

◎适用量

每日40克。

◎总热量

104千卡（每100克可食用部分）。

蚕豆营养成分（每100克可食用部分）

名称	含量	名称	含量
碳水化合物	19.5克	脂肪	0.4克
蛋白质	8.8克	纤维素	3.1克
维生素A	52.0微克	维生素C	16.0毫克
维生素E	0.83毫克	胡萝卜素	310.0微克
硫胺素	0.37毫克	核黄素	0.1毫克
烟酸	1.5毫克	胆固醇	－
镁	46.0毫克	钙	16.0毫克
铁	3.5毫克	锌	1.37毫克
铜	0.39毫克	锰	0.55毫克
钾	391.0毫克	磷	200.0毫克
钠	4.0毫克	硒	2.02微克

⊙ 可降血压谷物、豆类

燕麦

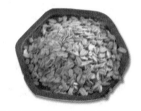

能降低血液中胆固醇，可以预防高血压和心脑血管病。

燕麦就是中国的莜麦，人们又俗称为油麦、玉麦，是中国宁夏固原地区的主要杂粮之一。燕麦的营养价值非常高，据资料记载，燕麦含蛋白质15.6%，是大米的1倍多，比面粉高出三四个百分点；含脂肪8.5%，是大米和面粉的数倍；含碳水化合物64.8%，比大米和面粉低10%左右；含纤维素2.1%，灰分2%，是一种低糖、高蛋白质、高能量食品。其营养成分含量高、质量优，蛋白质中的必需氨基酸在谷类粮食中平衡最好，赖氨酸和蛋氨酸含量比较理想，而大米和面粉中的这种氨基酸严重不足。其必需脂肪酸的含量也非常丰富，其中亚油酸占脂肪酸的三分之一以上，维生素和矿物质也很丰富，特别是维生素B_1居谷类粮食之首。

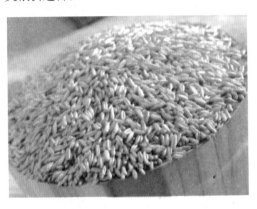

◎ 降压功效

燕麦是很好的粗粮。它是谷物中唯一含有皂甙素的作物，可以调节人体的肠胃功能，降低胆固醇，因此经常食用燕麦，可以有效地预防高血压和心脑血管疾病。

同时燕麦中富含两种重要的膳食纤维，一种是可溶性纤维，它可大量吸纳体内胆固醇，并排出体外。一种是非可溶性纤维，它有助于消化，从而降低血液中的胆固醇含量，有利于治疗便秘，更好地清除人体体内的垃圾，减少肥胖症的产生，并有效地预防心血管病、糖尿病和大肠癌症的发生。

同时，经常食用燕麦还符合现代营养学家所提倡的"粗细搭配""均衡营养"的健康饮食原则。

◎ 其他功效

燕麦有很好的辅疗作用：亚油酸含量高，可降低人体血液中的胆固醇含量；含有丰富的植物胆固醇，可防止肠道吸附胆固醇；淀粉分子比大米和面粉小，易消化吸收；含有果糖衍生的多糖，可被人体直接利用，可降低高胆固醇人的低密度脂蛋白LDL胆固醇，升高其高密度脂蛋白HDL胆固醇；其高质量的膳食纤维，具有缓解结肠癌、糖尿病、便秘、静脉曲张、静脉炎等病患的功效。

◎营养师健康提示

燕麦营养丰富，经常食用无不良副作用。

◎选购

选用干燥饱满、色泽乳黄的。

◎适用量

每餐40克左右。

◎总热量

367千卡（每100克可食用部分）。

燕麦营养成分（每100克可食用部分）

名称	含量	名称	含量
脂肪	6.7克	蛋白质	15克
碳水化合物	61.6克	维生素A	420微克
维生素B$_1$	0.3毫克	维生素B$_2$	0.13毫克
维生素B$_6$	–	维生素B$_{12}$	0.16微克
维生素C	–	维生素K	–
维生素E	3.07毫克	生物素	73微克
维生素P	–	硒	4.31微克
胡萝卜素	–	叶酸	25微克
泛酸	1.1毫克	烟酸	1.2毫克
胆固醇	–	膳食纤维	5.3克
钙	186毫克	铁	7毫克
磷	291毫克	钾	214毫克
钠	3.7毫克	铜	0.45毫克
镁	177毫克	锌	2.59毫克

⊙可降血压谷物、豆类

荞麦

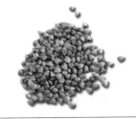

可以增强血管壁的弹性和韧度，有降低血压的功效。

荞麦又叫三角麦、乌麦、花荞。它具有很高的营养价值，被誉为"21世纪最重要的食物资源"。它食味清香，很受人们欢迎。荞麦粉和其他面粉一样，可制成面条、面包、糕点、荞酥等风味食品。荞麦还可以酿酒，酒色清澈，久饮可强身健休。荞叶中的营养也十分丰富，干叶可制成荞麦茶叶，荞麦苗可做蔬菜。荞麦中的淀粉近似大米淀粉，但颗粒较大，与一般谷类淀粉比较，食用后更易于人体消化吸收。

◎**降压功效**

荞麦中含有丰富的维生素P，可以增强血管壁的弹性、韧度和致密性，有降低血压的功效。

荞麦中又含有大量的黄酮类化合物，这些物质能促进细胞增生，并可防止血细胞的凝集，还有调节血脂、扩张冠状动脉并增加其血流量等作用。

◎**其他功效**

荞麦中含有丰富的镁，能使血管扩张而抗栓塞；含有丰富的维生素P，可增强血管壁的弹性、韧度和致密性，保护血管；荞麦还有芦丁，可降低人体血脂和胆固醇，软化血管，预防脑血管出血，对糖尿病并发高脂血症、高胆固醇症很有益处。

◎**典籍记载**

《齐民要术·杂说》："凡荞麦。五月耕。经三十五日。草烂得转并种，耕三遍。立秋前后皆十日内种之。假如耕地三遍，即三重着子。下两重子黑，上头一重子白，皆是白汁，满似如浓，即须收刈之。但对梢相答铺之。其白者日渐尽变为黑，如此乃为得所。若待上头总黑，半已（以）下黑子尽落矣。"

《四时纂要·六月》："立秋在六月，即秋前十日种，立秋在七月，即秋后十日种。定秋之迟疾，宜细详之。"

《本草纲目》（荞麦济生丹）："荞麦适量，炒至微焦，研细末，水泛为丸。

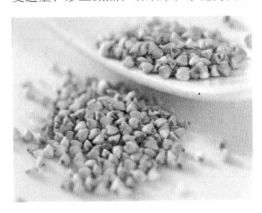

每次6克，温开水送服，或以荠菜煎汤送服。"（注：本方取荞麦健脾、除湿热的作用。用于脾虚而湿热下注，小便浑浊色白，或轻度的腹泻，妇女白带病。）

《简便单方》（荞麦糊）："荞麦研细末（荞麦面）10克，炒香，加水煮成稀糊服食。"（注：本方取荞麦降气宽肠之功。用于夏季肠胃不和，腹痛腹泻。）

◎营养师健康提示

不可一次食用过多，否则难以消化。

脾胃虚寒、畏寒便溏者不宜食用，否则易动寒气。

◎适用量

每日60克。

◎总热量

292千卡（每100克可食用部分）。

荞麦营养成分（每100克可食用部分）

名称	含量	名称	含量
脂肪	2.3克	蛋白质	9.3克
碳水化合物	73克	胆固醇	—
膳食纤维	6.5克	维生素A	3微克
胡萝卜素	20微克	生物素	0.2微克
维生素B$_1$	0.28毫克	维生素B$_2$	0.16毫克
硫胺素	0.28微克	维生素E	4.4毫克
钙	47毫克	磷	297毫克
钾	401毫克	钠	4.7毫克
镁	258毫克	铁	6.2毫克
锌	3.62毫克	硒	2.45微克
铜	0.56毫克	锰	2.04毫克
烟酸	2.2毫克	泛酸	1.54毫克

⊙可降血压谷物、豆类

小米

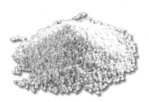

含多种维生素和矿物质，可有效降低血压。

小米即粟米，原产于中国北方黄河流域，已经有8000多年的栽培历史，是中国主要的粮食作物。目前世界各地栽培的小米，都是中国传去的。由于不需要精制，小米保存了许多的维生素和矿物质，营养价值非常高。

◎降压功效

小米在12种谷类粮食中含蛋白质较高，还含有多种维生素和矿物质。小米对高血压、皮肤病、炎症均有一定的预防和治疗作用。

◎其他功效

小米含有酶，可增强小肠功能，健胃消食，养心安神；所含B族维生素能防止消化不良及皮炎，减轻皱纹、色斑、色素沉着。

小米味咸、性凉；入肾、脾、胃经；陈年粟米味苦，性寒；治胃热消渴，利小便。

《本草纲目》说："粟肾之谷，肾病益食（具有养肾气，去脾胃中热、益气。解小麦毒，发热）。水煮服，治热腹痛及鼻血。磨粉和水滤汁饮，解诸毒，治霍乱及转筋入腹。小米治反胃热痢煮粥食，益

丹田，补虚损，开肠胃。

"主治脾胃虚热、反胃呕吐、消渴、泄泻。"

李时珍说："粟之味咸、淡气寒下渗。虚热消渴泻痢，皆肾病也。渗利尿，所以泄肾邪降胃火，故脾胃之病益食之。"

小米富含维生素B_1、维生素B_{12}等，具有防止消化不良及口角生疮的功效。

小米具有防止反胃、呕吐的功效。

还具有滋阴、补血、养血、促进乳汁分泌的功能，可以使产妇虚寒的体质得到调养，帮助她们恢复体力。

小米具有减轻皱纹、色斑、色素沉着的功效。

小米有防治神经衰弱的作用，常喝小

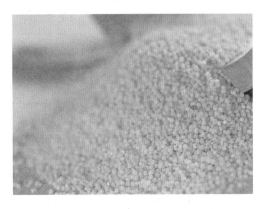

米粥有益于脑的保健。

经常吃小米饭可养肾气，防治脾胃虚热、腰膝酸软、消化不良等症。

◎营养师健康提示

小米是健康食品，有"代参汤"的美称，既可单独熬煮，也可添加红枣、红豆、红薯、莲子、百合等，制成风味各异的营养品。

小米宜与大豆或肉类食物混合食用，因为小米的氨基酸中缺乏赖氨酸，而大豆和肉类的氨基酸中富含赖氨酸，可以补充小米的不足。

◎适用量

每餐60克。

◎总热量

358千卡（每100克可食用部分）。

小米营养成分（每100克可食用部分）

名称	含量	名称	含量
碳水化合物	75.1克	脂肪	3.1克
蛋白质	9.0克	纤维素	1.6克
维生素A	17.0微克	维生素C	–
维生素E	3.63毫克	胡萝卜素	100.0微克
硫胺素	0.33毫克	核黄素	0.1毫克
烟酸	1.5毫克	胆固醇	–
镁	107.0毫克	钙	41.0毫克
铁	5.1毫克	锌	1.87毫克
铜	0.54毫克	锰	0.89毫克
钾	284.0毫克	磷	229.0毫克
钠	4.3毫克	硒	4.74微克

⊙ 可降血压谷物、豆类

玉米

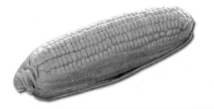

降低血清胆固醇，预防高血压、冠心病的大众食品。

玉米，又名苞谷、棒子、玉蜀黍。玉米是粗粮中的保健佳品。专家们对玉米、稻米等多种主食进行了营养价值和保健作用的比较，发现玉米中的维生素含量非常高，为稻米、面粉的5~10倍。玉米中除了含有碳水化合物、蛋白质、脂肪、胡萝卜素外，还含有核黄素等营养物质。这些物质对预防心脏病、癌症等疾病有很大的好处。当今被证实的最有效的50种营养保健成分中，玉米含有7种，即钙、谷胱甘肽、纤维素、镁、硒、维生素E和脂肪酸等。

◎ 降压功效

玉米含有丰富的钙、硒和卵磷脂、维生素E等，具有降低血清胆固醇，预防高血压、冠心病或中风发生的作用。

◎ 其他功效

玉米味甘性平，具有调中开胃，益肺宁心，清湿热，利肝胆，延缓衰老等功能。

现代研究证实，玉米中含有丰富的不饱和脂肪酸，尤其是亚油酸的含量高达60%以上，它和玉米胚芽中的维生素E协同作用，可降低血液胆固醇浓度并防止其沉积于血管壁。因此，玉米对冠心病、动脉粥样硬化、高脂血症及高血压等都有一定的预防和治疗作用。维生素E还可促进人体细胞分裂，延缓衰老。

玉米中含有丰富的矿物质、膳食纤维、维生素，以及不饱和脂肪酸，具有通便、润肠、降低血胆固醇的作用，能够有效预防糖尿病并发症的发生。

玉米中还含有一种长寿因子——谷胱甘肽，它在硒的参与下，生成谷胱甘肽氧化酶，具有恢复青春，延缓衰老的功能。

玉米中含的硒和镁有防癌抗癌作用，硒能加速体内过氧化物的分解，使恶性肿瘤得不到分子氧的供应而受到抑制。镁一方面也能抑制癌细胞的发展，另一方面能促使体内废物排出体外，这对防癌也有重要意义。其含有的谷氨酸有一定健脑

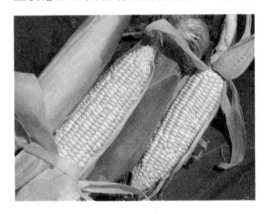

功能。

玉米中的维生素B$_6$、烟酸等成分，具有刺激胃肠蠕动、加速烘便排泄的特性，可防治便秘、肠炎、肠癌等。

玉米含维生素C等，有长寿、美容作用。玉米胚尖所含的营养有增强人体新陈代谢、调整神经系统的功能，能起到使皮肤细嫩光滑，抑制、延缓皱纹产生作用。

◎营养师健康提示

吃玉米时应把玉米粒的胚尖全部吃掉，因为玉米的许多营养成分都集中在这里。

玉米熟吃更佳，可获得营养价值更高的抗氧化剂活性。

玉米发霉后能产生致癌物，所以发霉的玉米绝对不能食用。

◎适用量

糖尿病患者每日可进食200克（带棒）重量的玉米，同时减少25克主食，以保持总能量不变。

◎总热量

298千卡（每100克可食用部分）。

玉米营养成分（每100克可食用部分）

名称	含量	名称	含量
蛋白质	85克	脂肪	4.3克
碳水化合物	72.2克	胆固醇	—
膳食纤维	14.4克	维生素A	
胡萝卜素	—	维生素B$_1$	10.03毫克
维生素B$_2$	20.04毫克	烟酸	1.1微克
维生素C		维生素E	0.38毫克
钙	22毫克	磷	25毫克
钾	8毫克	钠	6.3毫克
镁	6毫克	铁	4毫克
锌	0.09毫克	硒	0.7微克
铜	0.07毫克	锰	0.05毫克

◎可降血压谷物、豆类

黑米

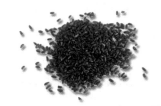

有利于控制血压、减少患心脑血管疾病的风险。

黑米，素有"贡米""药米""长寿米"之美誉，是稻米中的珍品。黑米是一种药食兼用的大米，具有较高的药用价值。在《本草纲目》中记载，黑米有"滋阴补肾、健脾暖肝、明目活血的功效"。

◎**降压功效**

黑米中的钾、镁等矿物质有利于控制血压、减少患心脑血管疾病的风险。

◎**其他功效**

黑米中的膳食纤维含量十分丰富。膳食纤维能够降低血液中胆固醇的含量，有助于预防冠状动脉硬化引起的心脏病。

黑米中的脂溶性维生素，特别是维生素E的含量非常丰富。维生素E是一种强抗氧化剂，可促进人体的能量代谢，促进血液循环，改善新陈代谢，预防血管硬化，防止胆固醇的沉积，较少有心血管疾病的发生。

黑米中还富含人体必需的微量元素如硒、锌、铁和铜等。硒是人体必需的营养素，是一种强抗氧化剂，作用与维生素相似，但功效更大。硒是谷胱甘肽过氧化物酶的组成成分，能防止不饱和脂肪酸的氧化，抑制对肌体有损害作用的过氧化物

和自由基的产生，保护细胞免受损害，而锌、铁和铜对血管的保护作用也已被很多资料证实。

黑米中还含有水溶性黄铜类化合物以及生物碱、植物甾醇等药用成分。黄铜类化合物成分的范围很广，种类和数目非常多，不同成分可能具有不同的生理活性。黑米皮中的总黄酮物质主要是由黑色素组成。

据医学资料显示，黄酮类化合物的主要生理功能是它能够维持血管的正常渗透压，减低血管的脆性，防止血管破裂、止血，并有良好的抗氧化性能和清除自由基的作用。

◎**营养师健康提示**

黑米外部有一层坚韧的种皮，不容易煮烂，因此在烹煮前要先浸泡一段时间。假如黑米没有煮烂就食用，不仅大多数营

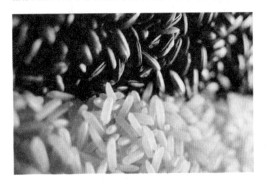

养成分释放不出来，而且容易引起急性肠胃炎，尤其是消化功能较弱的小孩和老弱病者。

黑米含有丰富的淀粉和蛋白质，老少皆宜，多吃有益身体健康。

◎适用量

每日50克。

◎总热量

333千卡（每100克可食用部分）。

黑米营养成分（每100克可食用部分）

名称	含量	名称	含量
蛋白质	9.4克	脂肪	2.5克
碳水化合物	72.2克	胆固醇	－
膳食纤维	3.9克	维生素A	－
胡萝卜素	－	维生素B_1	0.33毫克
维生素B_2	0.13毫克	烟酸	7.90微克
维生素C	－	维生素E	0.22毫克
钙	12毫克	磷	356毫克
钾	256毫克	钠	7.1毫克
镁	147毫克	铁	1.6毫克
锌	3.8毫克	硒	3.2微克
铜	0.15毫克	锰	1.72毫克

⊙ 可降血压谷物、豆类

薏米

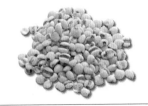

预防高血压、高脂血症、心血管疾病以及心脏病。

薏米又名薏仁、六谷米、米仁、土玉米等，是中国古老的食药俱佳的粮种之一。人们对薏米早有很深的了解，不仅在饭食中使用，并视其为名贵中药，在药膳中应用很广泛，被列为宫廷膳食之一。薏米的营养价值较高，所含蛋白质远比米、面高，而且还具有容易被消化吸收的特点，对减轻胃肠负担、增强体质很有好处。

◎降压功效

薏米是五谷中含纤维素最多的，其丰富的水溶性纤维素，可以降低血中胆固醇以及三酰甘油含量，可有效预防高血压、高脂血症、中风、心血管疾病以及心脏病的发生。

◎其他功效

薏米因含有多种维生素和矿物质，有促进新陈代谢和减少胃肠负担的作用，可作为病中或病后体弱患者的补益食品。

经常食用薏米食品对慢性肠炎、消化不良等症也有效果。

薏米能增强肾功能，并有清热利尿作用，因此对浮肿病人也有疗效。

经现代药理研究证明，薏米有防癌的作用，其抗癌的有效成分中包括硒元素，能有效抑制癌细胞的增殖，可用于胃癌、子宫颈癌的辅助治疗。

健康人常吃薏米，能使身体轻捷，减少肿瘤发病概率。

薏米含有丰富的蛋白质和维生素B$_1$、维生素B$_2$，有使皮肤光滑，减少皱纹，消除色素斑点的功效，长期饮用，能治疗褐斑、雀斑、面疱，使斑点消失并滋润肌肤。而且它能促进体内血液和水分的新陈代谢，有利尿、消水肿的作用，也被当做节食用品。

它具有营养头发、防止脱发，并使头发光滑柔软的作用。

常食薏米对面部粉刺及皮肤粗糙有明显的疗效。另外，它还对紫外线有吸收能力，其提炼物加入化妆品中还可达到防晒和防紫外线的效果。

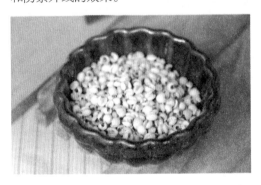

薏米算是谷物的一种，用水煮软或炒熟，比较有利于肠胃的吸收，身体常觉疲倦没力气的人，可以多吃。薏米中含有丰富的蛋白质分解酵素，能使皮肤角质软化，皮肤赘疣、粗糙不光滑者，长期服用也有疗效。

薏米中含有丰富的B族维生素，对防治脚气病十分有益。

◎**适用量**

每日50~100克。

◎**总热量**

357千卡（每100克可食用部分）。

薏米营养成分（每100克可食用部分）

名称	含量	名称	含量
碳水化合物	71.1克	脂肪	3.3克
蛋白质	12.8克	纤维素	2.0克
维生素A	—	维生素C	
维生素E	2.08毫克	胡萝卜素	—
硫胺素	0.22毫克	核黄素	0.15毫克
烟酸	2.0毫克	胆固醇	—
镁	88.0毫克	钙	42.0毫克
铁	3.6毫克	锌	1.68毫克
铜	0.29毫克	锰	1.37毫克
钾	238.0毫克	磷	217.0毫克
钠	3.6毫克	硒	3.07微克

⊙可降血压蔬菜

芹菜

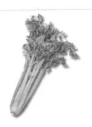

能对抗肾上腺素的升压作用，能有效降低血压。

芹菜别名旱芹、药芹菜，原产于地中海地区，属伞形科、旱芹属，为一年或两年生草本植物。芹菜由俄罗斯的高加索地区传入中国，从汉代起开始栽培，距今已有近2000年的历史，最初作为观赏植物种植，以后逐渐习惯食用，经过历年来的培育和选择，形成了现在的叶柄细长、植株高大的中国类型芹菜。目前，芹菜栽培几乎遍及全国，在中国形成了一些比较著名的生产基地，如河北省的遵化市、河南省的商丘市、山东省的潍坊市、内蒙古的集宁市等。芹菜适应性较强，它是周年生产、全年均衡供应的蔬菜种类之一。

◎降压功效

芹菜含有丰富的维生素P，能降低毛细血管通透性，芹菜能对抗肾上腺素的升压作用，具有降低血压和利尿作用。

◎其他功效

芹菜含铁量较高，是缺铁性贫血患者的佳蔬。芹菜是治疗高血压及其并发症的首选之品。对于血管硬化、神经衰弱患者亦有辅助治疗作用。芹菜的叶、茎含有挥发性物质，别具芳香，能增强人的食欲。芹菜汁还有降血糖的作用。经常吃芹菜，

可以中和尿酸及体内的酸性物质，对防治中风有较好的效果。芹菜含有大量的粗纤维，可刺激胃肠蠕动，促进排便。芹菜还是一种性功能食品，能促进人的性兴奋，西方称之为"夫妻菜"，曾被古希腊的僧侣列为禁食。

经常吃芹菜，对于及时吸收、补充自身所需的营养，维持正常的生理机能，增强人体抵抗力，都大有益处。尤其是在寒冷干燥的天气，人们往往感到口干舌燥、气喘心烦、身体不适，经常吃些芹菜有助于清热解毒、祛病强身。肝火过旺、皮肤粗糙者及经常失眠、头痛的人可适当多吃些，由于芹菜富含矿物质元素，所以中老年人更宜多吃芹菜，以增加体内的钙和铁。同时，芹菜还含有挥发性的芳香油，香味诱人，吃芹菜对增进食欲，帮助

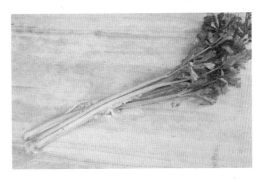

消化、吸收都大有好处。

◎营养师健康提示

芹菜叶中所含的胡萝卜素和维生素C比较多，因此吃时不要把能吃的嫩叶扔掉。芹菜有降血压的作用，故血压偏低者慎用。

◎选购

芹菜品种繁多，主要有水芹、旱芹和西芹。选购时，注意芹菜的鲜嫩程度，以农家刚上市、茎秆粗壮、色亮、无黄叶、无萎叶的为佳。

◎适用量

每餐约100克。

◎总热量

14千卡（每100克可食用部分）。

芹菜营养成分（每100克可食用部分）

名称	含量	名称	含量
脂肪	—	蛋白质	0.6克
碳水化合物	2.7克	维生素A	8微克
维生素B₁	0.03毫克	维生素B₂	0.04毫克
维生素B₆	0.08毫克	维生素C	6毫克
维生素E	0.2毫克	维生素K	10微克
胡萝卜素	0.5毫克	叶酸	29微克
泛酸	0.26毫克	烟酸	0.3毫克
膳食纤维	0.9克	钙	152毫克
铁	8.5毫克	磷	18毫克
钾	163毫克	钠	516.9毫克
铜	0.09毫克	镁	18毫克
锌	0.1毫克	硒	0.5微克

⊙ 可降血压蔬菜

洋葱

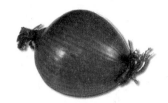

能减少外周血管和心脏冠状动脉的阻力，使血压下降。

洋葱，俗称葱头，在欧洲被誉为"菜中皇后"。其营养成分丰富，含蛋白质、糖、粗纤维及钙、磷、铁、硒、胡萝卜素、硫胺素、核黄素、尼克酸、抗坏血酸等多种营养成分。洋葱具有广泛的药用价值，被誉为西方医学之父的希波格拉底认为，洋葱对视力有益；罗马医生认为洋葱是开胃良药；印度人把洋葱当做激素，并用于利尿、利痰；美国南北战争时，北方军利用运来的三车皮洋葱摆脱了痢疾的困扰；日本医学教授认为，常食洋葱可长期稳定血压，降低血管脆性。

◎ 降压功效

洋葱能减少外周血管和心脏冠状动脉的阻力，对抗人体内儿茶酚胺等升压物质的作用，又能促进钠盐的排泄，从而使血压下降，是高血脂、高血压患者的佳蔬良药。

◎ 其他功效

经中西医临床证明：洋葱有平肝、润肠的功能，它所含挥发油中有降低胆固醇的物质——二烯丙基二硫化物，是目前唯一含前列腺素样物质和能激活血溶纤维蛋白活性的成分。这些物质均有较强的舒张血管和心脏冠状动脉的能力，又能促进钠盐的排泄，从而使血压下降和预防血栓形成。

现代医学研究还表明，洋葱中含有微量元素硒。硒是一种抗氧化剂，它的特殊作用是能使人体产生大量谷胱甘肽，谷胱甘肽的生理作用是输送氧气供细胞呼吸，人体内硒含量增加，癌症发生率就会大大下降。所以，洋葱又是一种保健食品。

洋葱中的植物杀菌素除能刺激食欲、帮助消化外，还由于它经由呼吸道、泌尿道、汗腺排出时，能刺激管道壁分泌，所以又有祛痰、利尿、发汗、预防感冒，以及抑菌防腐的作用。

洋葱还具有降血糖作用，因洋葱中含有与降血糖药甲磺丁脲相似的有机物，并在人体内能生成具有强力利尿作用的皮苦

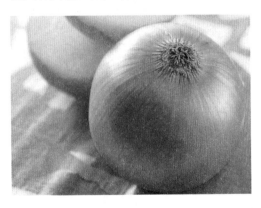

素。糖尿病患者每餐食洋葱25~50克能起到较好的降低血糖和利尿的作用。

◎营养师健康提示

不可过多食用，以免发生胀气和排气过多。肺胃发炎、阴虚目昏者不宜食用。

◎选购

以球体完整、没有裂开或损伤、表皮完整光滑、外层保护膜较多且无萌芽、无腐烂的为佳。

◎适用量

每餐约50克。

◎总热量

37千卡（每100克可食用部分）。

洋葱营养成分（每100克可食用部分）

名称	含量	名称	含量
脂肪	0.2克	蛋白质	1.1克
碳水化合物	8.1克	维生素A	3微克
维生素B$_1$	0.03毫克	维生素B$_2$	0.03毫克
维生素B$_6$	0.16毫克	维生素C	8毫克
维生素E	0.14毫克	生物素	210微克
胡萝卜素	20毫克	叶酸	16微克
泛酸	0.19毫克	烟酸	0.2毫克
膳食纤维	0.9克	钙	24毫克
铁	0.6毫克	磷	39毫克
钾	138毫克	钠	4.4毫克
铜	0.05毫克	镁	15毫克
锌	0.23毫克	硒	0.92微克

⊙ 可降血压蔬菜

胡萝卜

胡萝卜素中含有琥珀酸钾等成分，能够降低血压。

胡萝卜又名金笋、丁香萝卜，原产于中亚细亚一带，元末传入中国。胡萝卜富含胡萝卜素，1分子的胡萝卜素可得2分子的维生素A，因此被称为胡萝卜A原，它不仅含糖量高于一般蔬菜，而且含有蛋白质、脂肪、矿物质及丙族维生素等多种营养成分。

◎ 降压功效

胡萝卜当中的胡萝卜素含有琥珀酸钾等成分，能够降低血压。

◎ 其他功效

益肝明目：胡萝卜含有大量胡萝卜素，这种胡萝卜素的分子结构相当于2个分子的维生素A，进入机体后，在肝脏及小肠黏膜内经过酶的作用，其中50%变成维生素A，有补肝明目的作用，可治疗夜盲症。

利膈宽肠：胡萝卜含有植物纤维，吸水性强，在肠道中体积容易膨胀，是肠道中的"充盈物质"，可加强肠道的蠕动，从而利膈宽肠，通便防癌。

健脾除疳：维生素A是骨骼正常生长发育的必需物质，有助于细胞增殖与生长，是机体生长的要素，对促进婴幼儿的生长发育具有重要意义。

增强免疫功能：胡萝卜素转变成维生素A，有助于增强机体的免疫功能，在预防上皮细胞癌变的过程中具有重要作用。胡萝卜中的木质素也能提高机体免疫机制，间接消灭癌细胞。

降糖降脂：胡萝卜还含有降糖物质，是糖尿病人的良好食品，其所含的某些成分，如懈皮素、山标酚能增加冠状动脉血流量，降低血脂，促进肾上腺素的合成，还有降压、强心的作用，是高血压、冠心病患者的食疗佳品。

◎ 营养师健康提示

胡萝卜尤其适宜癌症、高血压、夜盲症、干眼症患者及营养不良、食欲不振和皮肤粗糙者食用。

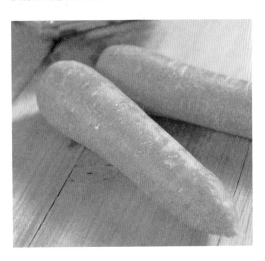

由于胡萝卜素和维生素A是脂溶性物质，所以应当用油炒熟或和肉类一起炖煮后再食用，以利于吸收。

◎适用量

每日半根（约40克）。

◎总热量

37千卡（每100克可食用部分）。

胡萝卜营养成分（每100克可食用部分）

名称	含量	名称	含量
碳水化合物	8.8克	脂肪	0.2克
蛋白质	1.0克	纤维素	1.1克
维生素A	688.0微克	维生素C	13.0毫克
维生素E	0.41毫克	胡萝卜素	4130.0微克
硫胺素	0.04毫克	核黄素	0.03毫克
烟酸	0.6毫克	胆固醇	–
镁	14.0毫克	钙	32.0毫克
铁	1.0毫克	锌	0.23毫克
铜	0.08毫克	锰	0.24毫克
钾	190.0毫克	磷	27.0毫克
钠	71.4毫克	硒	0.63微克

⊙ 可降血压蔬菜

大蒜

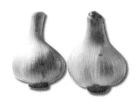

有预防体内淤血的作用，可用于防止血栓形成。

大蒜是烹饪中不可缺少的调味品，南北风味的菜肴都离不开大蒜。大蒜种类繁多，依蒜头皮色的不同，可分为白皮蒜和紫皮蒜；依蒜瓣的多少，又可分为大瓣种和小瓣种。它是一种最常见的食物，既可以生吃，也可以调味，还能防病健身，因此被人们称为"天然抗生素"，它的抗氧化活性甚至超过人参。

◎降压功效

大蒜可帮助保持体内某种酶的适当数量而避免出现高血压，是天然的降压药物，大蒜有预防体内淤血的作用，可用于防止血栓形成，减少心脑血管栓塞。

◎其他功效

大蒜中含有一种叫做硫化丙烯的辣素，具有杀菌作用，可以在一定程度上预防流感、防止伤口感染、治疗感染性疾病和驱虫。

一些研究显示，大蒜素具有降血脂及预防冠心病和动脉硬化的作用，并可防止血栓的形成。

◎典籍记载

《名医别录》："散痛肿魇疮，除风邪，杀毒气。"

《新修本草》："下气，消谷，化肉。"

《本草拾遗》："初食不利目，多食却明。久食令人血清，使毛发白。"

《随息居饮食谱》："生者辛热，熟者甘温，除寒湿，辟阴邪，下气暖中，消谷化肉，破恶血，攻冷积。治暴泻腹痛，通关格便秘，辟秽解毒，消痞杀虫。外灸痈疽，行水止衄。"

《别录》："味辛，温，有毒。"

《医林纂要》："辛甘，热。"

《随息居饮食谱》："生辛，热；熟甘，温。"

《本草经疏》："入足阳明、太阴、厥阴经。"

《唐本草》："下气消谷，除风破冷。"

《食疗本草》："除风，杀虫。"

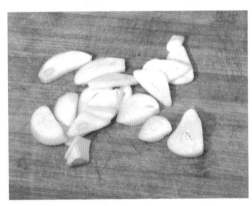

《本草拾遗》："去水恶瘴气，除风湿，破冷气，烂痃癖，伏邪恶；宣通温补，无以加之；疗疮癣。"

◎营养师健康提示

无消化道疾病者都可以食用。发了芽的大蒜食疗效果甚微。腌制大蒜不宜时间过长，以免破坏有效成分。辣素怕热，遇热后很快分解，其杀菌作用降低。因此，预防治疗感染性疾病应该生食大蒜。大蒜能使胃酸分泌增多，辣素有刺激作用，有胃肠道疾病特别是有胃溃疡和十二指肠溃疡的人不宜吃大蒜。

◎适用量

每日3~4瓣。

◎总热量

339千卡（每100克可食用部分）。

大蒜营养成分（每100克可食用部分）

名称	含量	名称	含量
蛋白质	13.2克	脂肪	0.3克
碳水化合物	75.4克	胆固醇	–
膳食纤维	1.0克	维生素A	–
胡萝卜素	–	维生素B$_1$	0.29毫克
维生素B$_2$	–	烟酸	–
维生素C	79毫克	维生素E	–
钙	65毫克	磷	297毫克
钾	798毫克	钠	36.8毫克
镁	61毫克	铁	6.6毫克
锌	1.98毫克	硒	19.3微克
铜	0.99毫克	锰	0.63毫克

⊙可降血压蔬菜

西红柿

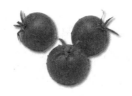

所含番茄红素可防治高胆固醇，减缓心血管疾病的发展。

西红柿又名番茄，属茄科，一年生草本蔬菜，味甘，性微寒，全株有软毛，花黄色，18世纪传入中国，目前西红柿有4700多个品种。西红柿中小的叫"圣女果"，形如樱桃；大的状如苹果，有扁的，也有圆的。西红柿的颜色有大红的、粉红的、青绿的，还有鲜红的。它含有多种氨基酸和维生素，而且矿物质和微量元素含量也很高。

◎ **降压功效**

西红柿中的西红柿红素是一种脂溶性生物类黄酮，具有类似胡萝卜素的强力抗氧化作用，可清除自由基。防止低密度脂蛋白受到氧化，还能降低血浆胆固醇浓度。西方国家多用天然的番茄红素来防治高胆固醇或高脂血症，减缓心血管疾病的发展。

◎ **其他功效**

西红柿含有丰富的钙、磷、铁、胡萝卜素及B族维生素和维生素C，生熟皆能食用，味微酸适口。西红柿能生津止渴、健胃消食，故对食欲不振者有很好的辅助治疗作用。西红柿肉汁多，对肾炎病人有很好的食疗作用，而且含糖量较低，可以作为糖尿病患者的食疗食品。西红柿有美容效果，常吃具有使皮肤细滑白皙的作用，可延缓衰老。它富含丰富的番茄红素，具有抗氧化功能，能防癌，且对动脉硬化患者有很好的食疗作用。

◎ **营养师健康提示**

西红柿营养丰富，一般人均可食用，特别适合糖尿病患者食用，但要注意青色的西红柿不宜食用。胃酸过多者以及空腹时不宜吃西红柿，因为西红柿中含有大量的胺质、果质和可溶性收敛剂等，食后会引起胃胀痛。

食用西红柿要注意：要选择个大、圆润、丰满、外观漂亮的食用。不要吃长有赘生物的西红柿，因为这个赘生物是肿瘤。

不吃未成熟的西红柿：青色的西红柿含有大量的有毒番茄碱，食用后会出现恶心、呕吐、全身乏力等中毒症状，对身体有害。

不要空腹吃西红柿：西红柿含有大量的胶质、果质、柿胶粉、可溶性收敛剂等成分。这些物质容易与胃酸起化学反应，结成不易溶解的块状物，阻塞胃的出口从而引起腹痛。

◎选购

催熟的西红柿多为反季节上市，大小通体全红，手感很硬，外观呈多面体，子呈绿色或未长子，瓤内无汁；而自然成熟的西红柿周围有些绿色，捏起来很软，外观圆滑，透亮而无斑点，而子粒是土黄色，肉质为红色，沙瓤，多汁。

◎适用量

每天约100克。

◎总热量

19千卡（每100克可食用部分）。

西红柿营养成分（每100克可食用部分）

名称	含量	名称	含量
脂肪	0.2克	蛋白质	0.9克
碳水化合物	3.54克	维生素A	92微克
维生素B_1	0.03毫克	维生素B_2	0.03毫克
维生素B_6	0.08毫克	维生素C	8毫克
维生素E	0.57毫克	维生素K	4微克
维生素P	700微克	胡萝卜素	0.37毫克
叶酸	22微克	泛酸	0.17毫克
烟酸	0.6毫克	膳食纤维	0.5克
钙	10毫克	铁	0.8毫克
磷	24毫克	钾	191毫克
钠	5毫克	铜	0.06毫克
镁	9毫克	锌	0.13毫克
硒	0.15微克		

⊙ 可降血压蔬菜

茼蒿

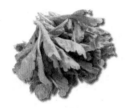

含有挥发性的精油，具有降血压、补脑的作用。

茼蒿又名蓬蒿、蒿子秆，由于味道与花的形状似菊花，故有的地方也叫"菊花菜"。因采其上部嫩叶后，下部叶腋便生新芽，春、夏、秋三季可随时采摘，因而民间又称其为"无尽菜"。

茼蒿是菊科菊属 二年生草本植物，具有特殊香味，幼苗或嫩茎叶供生炒、凉拌、做汤。茼蒿营养丰富，尤其胡萝卜素的含量比一般蔬菜都高，是蔬菜中著名的苦味菜。

◎ 降压功效

茼蒿含有一种挥发性的精油，以及胆碱等物质，具有降血压、补脑的作用。

◎ 其他功效

茼蒿的营养成分以维生素A的含量最多，是黄瓜、茄子的15~30倍，此外维生素B₂、维生素C以及钙、铁的含量也很丰富。

茼蒿中含有特殊香味的挥发油，可宽中理气，消食开胃，增加食欲；所含粗纤维有助于肠道蠕动，促进排便；所含维生素及多种氨基酸、脂肪、蛋白质能养心安神，润肺补肝，稳定情绪，防止记忆力减退。

另外茼蒿中富含铁、钙营养元素，可以帮助身体制造新血液，增强骨骼的坚硬性，这对老年人预防贫血和骨折有好处。

◎ 典籍记载

《备急千金要方》："安心气，养脾胃，消痰饮。"

《得配本草》："利肠胃，通血脉，除膈中臭气。"

《本经逢原》："茼蒿气浊，能助相火，禹锡言多食动风气，熏人心，令人气满。"

◎ 营养师健康提示

适宜烦热头晕、睡眠不安之人食用。有高血压头昏脑涨、大便干结、贫血等症状者均宜食用。

茼蒿中的芳香精油遇热容易挥发，会

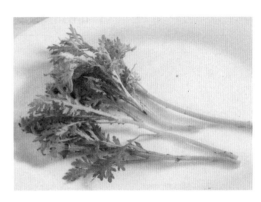

减弱茼蒿的健胃作用，所以调食应该注意旺火快炒。茼蒿做汤或者凉拌对肠胃功能不好的人有利。

◎**适用量**

每日40克。

◎**总热量**

21千卡（每100克可食用部分）。

茼蒿营养成分（每100克可食用部分）			
名称	含量	名称	含量
碳水化合物	3.9克	脂肪	0.3克
蛋白质	1.9克	纤维素	1.2克
维生素A	252.0微克	维生素C	18.0毫克
维生素E	0.92毫克	胡萝卜素	1510.0微克
硫胺素	0.04毫克	核黄素	0.09毫克
烟酸	0.6毫克	胆固醇	–
镁	20.0毫克	钙	73.0毫克
铁	2.5毫克	锌	0.35毫克
铜	0.06毫克	锰	0.28毫克
钾	220.0毫克	磷	36.0毫克
钠	161.3毫克	硒	0.6微克

⊙ 可降血压蔬菜

菠菜

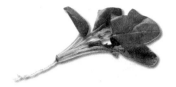

富含钾元素，能有效降低血压，非常适宜高血压患者食用。

古代中国人称菠菜为"红嘴绿鹦哥"，又叫波斯菜、赤根菜。《本草纲目》中认为食用菠菜可以"通血脉，开胸膈，下气调中，止渴润燥"。古代阿拉伯人称它为"蔬菜之王"。菠菜不仅含有大量的胡萝卜素和铁，也是维生素B_6、叶酸、铁质和钾质的极佳来源。菠菜含有大量的蛋白质，每500克菠菜的蛋白质含量相当于两个鸡蛋的蛋白质含量。

◎降压功效

每100克菠菜含钾500毫克，非常适合高血压患者食用，还含有丰富的维生素C与矿物质钙，菠菜的赤根中还含有一般蔬果所缺乏的维生素K。

◎其他功效

菠菜叶中含有一种类胰岛素样物质，其作用与胰岛素非常相似，能使血糖保持稳定。菠菜丰富的维生素含量能够防止口角炎、夜盲等维生素缺乏症的发生。菠菜含有大量的抗氧化剂，具有抗衰老、促进细胞增殖的作用，既能激活大脑功能，又可增强青春活力，有助于防止大脑的老化，防治老年痴呆症。哈佛大学的一项研究还发现，每周食用2~4次菠菜的中老年人，可降低视网膜退化的危险，从而保护视力。中医认为菠菜味甘性凉，能养血、止血、敛阴、润燥，因而可防治便秘，使人容光焕发。

◎营养师健康提示

很多人都爱吃菠菜，但一定要注意，菠菜不能直接烹调或与豆腐同吃，因为它含草酸较多，易与钙结合形成草酸钙影响机体对钙的吸收。故吃菠菜时宜先用沸水烫软，捞出再炒。应尽可能地多吃一些碱性食品，如海带、蔬菜、水果等，以促使草酸钙溶解排出，预防结石。另外，凡腹泻、脾胃虚者不能食，肾功能不全者也不要多吃，而长时间电脑工作者及爱美人士应该常吃菠菜。

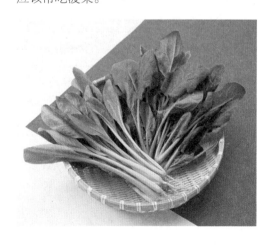

◎选购

选叶片鲜嫩、没有蛀洞的。

◎适用量

每次80~100克。

◎总热量

24千卡（每100克可食用部分）。

菠菜营养成分（每100克可食用部分）

名称	含量	名称	含量
脂肪	0.3克	蛋白质	2.4克
碳水化合物	2.5克	维生素A	487微克
维生素B$_1$	0.04毫克	维生素B$_2$	0.11毫克
维生素B$_6$	0.3毫克	维生素C	15毫克
维生素E	1.74毫克	生物素	7微克
维生素K	210微克	胡萝卜素	13.32毫克
叶酸	110微克	泛酸	0.2毫克
烟酸	0.6毫克	膳食纤维	1.4克
钙	158毫克	铁	1.7毫克
磷	44毫克	钾	500毫克
钠	117.8毫克	铜	0.1毫克
镁	58毫克	锌	0.52毫克
硒	0.97微克		

⊙ 可降血压蔬菜

苦瓜

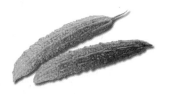

保持血管弹性、维持正常生理功能，能防治高血压。

苦瓜为葫芦科植物苦瓜的果实，全国各地均有栽培，又名锦荔子、癞葡萄、癞瓜，是药食两用的食疗佳品。苦瓜作为餐桌上的佳肴，因其味苦、清香而特别诱人食欲。苦瓜的吃法很多，如炒苦瓜、干煸苦瓜、苦瓜炒肉丝等。苦瓜虽苦，但从不把苦味传给其他食物，苦瓜炖肉、清蒸苦瓜丸子等也深受大众喜爱，因此，苦瓜又被众多美食家誉为"君子菜"。

◎ **降压功效**

苦瓜中维生素C的含量在瓜类中首屈一指，对保持血管弹性、维持正常生理功能，以及防治高血压、脑血管意外、冠心病等具有积极作用。钾可以保护心肌细胞，有效降低血压，苦瓜是高钾食物，每100克苦瓜食用部分含钾量高达200毫克，而含钠量则相对较低，仅为1.8毫克。

◎ **其他功效**

苦瓜味苦性寒，维生素C含量丰富，有除邪热、解疲劳、清心明目、益气壮阳的功效。国外科学家还从苦瓜中提炼出一种被称为喹宁精的物质，含有生物活性蛋白，能提高免疫系统功能，同时还利于人体皮肤新生和伤口愈合。所以常吃苦瓜还能增强皮层活力，使皮肤变得细嫩健美。

苦瓜营养丰富，所含蛋白质、脂肪、碳水化合物等在瓜类蔬菜中较高，特别是维生素C含量每100克中高达125毫克，约为冬瓜的5倍，黄瓜的14倍，南瓜的21倍，居瓜类之冠；苦瓜还含有粗纤维、胡萝卜素、苦瓜甙、磷、铁和多种矿物质、氨基酸等；苦瓜还含有较多的脂蛋白，可帮助人体免疫系统抵抗癌细胞，经常食用可以增强人体免疫功能。苦瓜的苦味，是由于它含有抗疟疾的喹宁，喹宁能抑制过度兴奋的体温中枢，因此，苦瓜具有清热解毒的功效。

◎ **营养师健康提示**

苦瓜营养丰富，一般人均可食用，特别适合糖尿病患者食用。

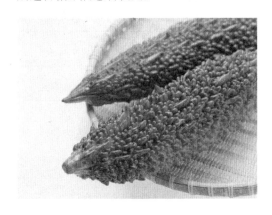

脾胃虚寒者不宜生食，食之令人吐泻腹痛。

孕妇不宜多食。

◎选购

要选择颜色青翠、新鲜的。

◎适用量

每次约100克。

◎总热量

19千卡（每100克可食用部分）。

苦瓜营养成分（每100克可食用部分）

名称	含量	名称	含量
脂肪	0.1克	泛酸	0.37毫克
蛋白质	1.2克	烟酸	0.3毫克
碳水化合物	3克	膳食纤维	1.5克
维生素A	10微克	钙	34毫克
维生素B	10.07毫克	铁	0.6毫克
维生素B$_2$	0.04毫克	磷	36毫克
维生素B$_6$	0.06毫克	钾	200毫克
维生素C	125毫克	钠	1.8毫克
维生素E	0.85毫克	铜	0.06毫克
维生素K	41微克	镁	18毫克
胡萝卜素	0.06毫克	锌	0.29毫克
叶酸	72微克	硒	0.36毫克

⊙可降血压蔬菜

冬瓜

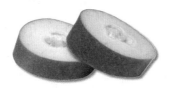

钾含量高，钠含量低，非常适合高血压患者食用。

冬瓜俗名白瓜、水芝、地芝。这是一种名不副实的瓜，它产于夏季而非冬季，之所以被称为冬瓜，是因为它成熟时表皮上有一层白色的霜状粉末，就像冬天结的霜一样。它的肉质清凉，不含脂肪，碳水化合物含量少，故热值低，属于清淡性食物，是夏季极佳的消暑蔬菜。

◎**降压功效**

冬瓜富含多种维生素、粗纤维和钙、磷、铁等微量元素，且钾盐含量高，钠盐含量低，对于需要低钠食物的高血压、肾病、浮肿等患者，尤为适合。

◎**其他功效**

利尿消水肿：《本草再新》中记载："（冬瓜）清心火，泻脾火，利湿驱风，消肿止渴，解暑化热"，肾病水肿患者可多食。

清热化痰止咳：冬瓜子中含有脲酶、组胺酸等成分，也有葫芦巴碱，可有效地预防哮喘的发生。《本草纲目》中记载，冬瓜可"去肿、定喘、止咳、化痰、除烦"。

◎**典籍记载**

《神农本草经》："令人悦泽好颜色，益气不饥，久服轻身耐老。"

《名医别录》："主治小腹水胀，利小便，止渴。"

《日华于本草》："除烦，治胸隔热，消热毒痈肿，退痒子。"

《本草备要》："寒泻热，甘益脾，利二便、水肿，止消渴，散热毒、痈肿。"

◎**营养师提示**

市场上的冬瓜有青皮、黑皮和白皮三类。其中，黑皮冬瓜肉厚，肉质致密，食用品质最好。

冬瓜性偏寒，久病之人不能多吃，平素脾肾阳虚及久病滑泻的人不能吃。

◎**选购**

选购冬瓜时用手指甲掐一下，以皮较

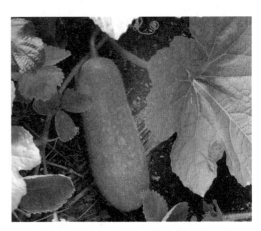

硬、肉质致密者为佳。市面上切开分售的冬瓜，以种子已成熟且变成黄褐色者为佳。

◎**适用量**

糖尿病患者每日可进食500克冬瓜。

◎**总热量**

11千卡（每100克可食用部分）。

冬瓜营养成分（每100克可食用部分）

名称	含量	名称	含量
碳水化合物	2.6克	脂肪	0.2克
蛋白质	0.4克	纤维素	0.7克
维生素A	13.0微克	维生素C	18.0毫克
维生素E	0.08毫克	胡萝卜素	80.0微克
硫胺素	0.01毫克	核黄素	0.01毫克
烟酸	0.3毫克	胆固醇	—
镁	8.0毫克	钙	19.0毫克
铁	0.2毫克	锌	0.07毫克
铜	0.07毫克	锰	0.03毫克
钾	78.0毫克	磷	12.0毫克
钠	1.8毫克	硒	0.22微克

此外，冬瓜中还含有葫芦巴碱和丙醇二酸等有机物。

⊙可降血压蔬菜

黄瓜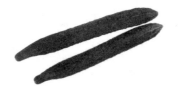

所含维生素P有保护心血管、降低血压的作用。

黄瓜是群众喜爱的一种蔬菜，它之所以姓"黄"，是因为它成熟后，浑身变成黄色的缘故。据《齐民要术》记载，在北魏时，采摘黄瓜要等色黄的时候。现在，黄瓜黄了只能留作种子用，不供食用，只有碧绿青翠的嫩黄瓜才招人喜欢。黄瓜最初叫"胡瓜"，这是因为它是西汉时从西域引进的。李时珍说："张骞使西域得种，故名胡瓜。"可见，中国引进黄瓜已有2000多年的历史。后赵王朝的建立者石勒反对把北方少数民族叫"胡人"，为了避讳，也将胡瓜改称黄瓜。

◎降压功效

黄瓜中的维生素P有保护心血管、降低血压的作用。黄瓜的热量很低，对于高血压、高血脂，以及合并肥胖症的糖尿病患者，是一种理想的食疗良蔬。

◎其他功效

现代药理学研究认为，鲜黄瓜中含有一种叫丙醇二酸的物质，它有抑制糖类转化为脂肪的作用，因此，多吃黄瓜有减肥作用。黄瓜还有一种特殊的美容功能，用黄瓜汁来清洁和保护皮肤，或用捣碎的黄瓜来舒展皱纹都颇为有效。最简便易行的方法是将黄瓜切片抹患处，每日2~3次，此方法适用于防治因日晒引起的皮肤发黑、粗糙等，因黄瓜中所含的黄瓜油对吸收紫外线有良好的作用。

黄瓜除有特殊的减肥美容作用外，还具有防治疾病的作用。动物实验证明，黄瓜头中含有一种葫芦素C，这种物质具有明显的抗肿瘤作用。鲜黄瓜中含有纤维素，既能加速肠道腐败物质的排泄，又有降低血液中胆固醇的功能，因此，患有肥胖病、高胆固醇和动脉硬化的病人，常吃黄瓜大有益处。近年来的临床实践还证明，黄瓜藤有良好的扩张血管、减慢心率、降低血压和降低胆固醇的作用；黄瓜霜具有治疗咽喉肿痛的作用；黄瓜叶和藤部则具有清热、利水、除湿、滑肠、镇痛等功效。

◎营养师健康提示

黄瓜虽然可果、可蔬，但由于维生素及其他营养素含量较少，不宜单独食用，最好与其他蔬菜、水果同吃，以保证机体所

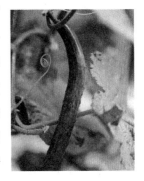

需的营养素。另外，生吃时一定要洗净，以免引起肠道疾病。

◎选购

以新鲜无蔫状的为佳。

◎适用量

每天1条（100克左右）。

◎总热量

15千卡（每100克可食用部分）。

黄瓜营养成分（每100克可食用部分）

名称	含量	名称	含量
脂肪	0.2克	蛋白质	0.8克
碳水化合物	2.4克	维生素A	15微克
维生素B$_1$	0.04毫克	维生素B$_2$	0.04毫克
维生素B$_6$	0.15毫克	维生素C	9毫克
维生素F	0.46毫克	维生素K	34微克
胡萝卜素	0.09毫克	叶酸	25微克
泛酸	0.2毫克	烟酸	0.2毫克
膳食纤维	0.5克	钙	24毫克
铁	0.5毫克	磷	24毫克
钾	102毫克	钠	4.9毫克
铜	0.05毫克	镁	15毫克
锌	0.18毫克	硒	0.38微克

⊙ 可降血压蔬菜

茄子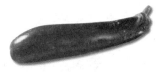

富含维生素P，可防止微血管破裂出血，使心血管保持正常。

茄子，属茄科植物茄的果实，其别名叫落苏、草鳖甲。落苏亦称酪酥，因其味老如酥酪故得其雅名；而谓之草鳖甲者，实因古人善以干茄治疗疟疾寒热，加之鳖甲亦有清热除湿、滋阴治疟之功，和干茄同类，故在避讳其名中，则又冠以草鳖甲之名也。茄子的种类很多，从形态上讲，目前常见的茄子有圆茄、灯泡茄、线茄等三种；从颜色上分，又有紫茄、白茄、青茄等。

◎降压功效

茄子中维生素P的含量很高，维生素P能使血管壁保持弹性，防止微血管破裂出血，使心血管保持正常的功能。经常吃些茄子，有助于防治高血压。

◎其他功效

茄子的营养比较丰富，含有蛋白质、脂肪、碳水化合物、多种维生素以及钙、磷、铁等多种营养成分，特别是维生素P的含量很高，每100克中即含维生素P 700微克，这是许多蔬菜水果望尘莫及的。

维生素P能使血管壁保持弹性，防止硬化和破裂，所以经常吃些茄子，有助于防治高血压、冠心病、动脉硬化和出血性

紫癜，对心血管疾病并发糖尿病的患者来说，食疗作用更为明显。

中医学认为，茄子属于寒凉性质的食物，所以夏天食用，有助于清热解暑。对于容易长痱子、生疮疖的人，尤为适宜。消化不良、容易腹泻的人，则不宜多食。

◎典籍记载

李时珍在《本草纲目》中记载：将带蒂的茄子焙干，研成细末，用酒调服治疗肠风下血。

《滇南本草》记载，茄子能散血、消肿、宽肠，所以，大便干结、痔疮出血以及患湿热黄疸的人，多吃些茄子，也有帮

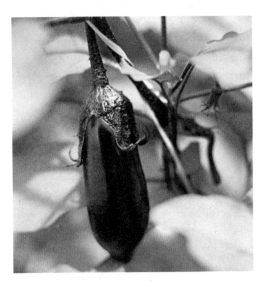

助，可以选用紫茄同大米煮粥吃。《滇南本草》主张用米汤调服，更为妥当，因为肠风下血和痔疮出血，都不宜用酒。

◎营养师健康提示

茄子秋后其味偏苦，性寒更甚，体质虚冷之人不宜多食。油炸的茄子会大量流失其含有的维生素P，可挂糊上浆后再炸，能减少营养的损失。

◎选购

购回茄子后用保鲜膜装好，放入冰箱，恒温可保鲜1~2天。新鲜的茄子为深紫色、有光泽，带未干枯的柄，粗细均匀，无斑。

◎适用量

每次约100克。

◎总热量

14千卡（每100克可食用部分）。

茄子营养成分（每100克可食用部分）

名称	含量	名称	含量
脂肪	0.3克	蛋白质	0.8克
碳水化合物	4克	维生素A	63微克
维生素B$_1$	0.03毫克	维生素B$_2$	0.04毫克
维生素B$_6$	0.06毫克	维生素C	8毫克
维生素E	1.13毫克	维生素P	700微克
维生素K	9微克	胡萝卜素	0.04毫克
叶酸	19微克	泛酸	0.6毫克
烟酸	0.5毫克	膳食纤维	1.3克
钙	32毫克	铁	0.4毫克
磷	19毫克	钾	152毫克
钠	11.3毫克	铜	0.1毫克
镁	13毫克	锌	0.23毫克
硒	0.48微克		

⊙ 可降血压蔬菜

白菜

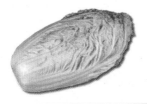

富含维生素C，常食可预防动脉粥样硬化。

白菜古时又叫菘，有"菜中之王"的美名。齐白石老先生有一幅写意的大白菜图，并题句说："牡丹为花中之王，荔枝为百果之先，独不论白菜为蔬之王，何也？"于是，"菜中之王"的美名不胫而走，流传开来。在中国北方的冬季，大白菜更是餐桌上必不可少的，故有"冬日白菜美如笋"之说。大白菜具有较高的营养价值，有"百菜不如白菜"的说法。

◎降压功效

白菜叶含有较多的维生素C，常食对预防动脉粥样硬化或某些心血管病大有好处，和其他食物配合制成食疗菜，如白菜豆腐汤，适于高血压患者食用。

◎其他功效

大白菜中含有丰富的粗纤维，能促进胃肠蠕动，减少粪便在体内的存留时间，这样能够减少大便中各种致癌物质与肠黏膜的接触时间，降低致癌物质和毒素对肠黏膜的刺激强度。

大白菜是果蔬中的含锌冠军，可促进人体对钙的吸收，减少钙的流失。

◎典籍记载

元代忽思慧在《饮膳正要》中写到："白菜，味甘，温，无毒。主通肠利胃，除胸中烦，解酒毒。"

王士雄在《随息居饮食谱》中记载品评吃大白菜的好处说："甘平养胃，荤素皆宜，味胜珍馐。"

清代《本草纲目拾遗》记载说："白菜汁，甘温无毒，利肠胃，除胸烦，解酒渴，利大小便，和中止嗽。"

◎营养师健康提示

切白菜时，宜顺丝切，这样白菜易熟。

烹调时不宜用煮焯、浸烫后挤汁等方法，易造成营养素的大量损失。

白菜在腐烂的过程中产生了毒素，所产生的亚硝酸盐能使血液中的血红蛋白丧失携氧能力，使人体发生严重缺氧，甚至

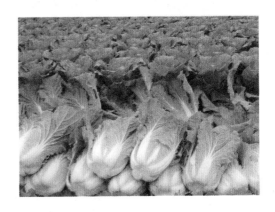

有生命危险。

◎选购

挑选包心的大白菜，以直到顶部包心紧、分量重、底部突出、根的切口大的为好。

◎适用量

每次100克。

◎总热量

13千卡（每100克可食用部分）。

白菜营养成分（每100克可食用部分）			
名称	含量	名称	含量
蛋白质	1.0克	脂肪	0.1克
碳水化合物	2.9克	胆固醇	–
膳食纤维	1.0克	维生素A	2微克
胡萝卜素	10微克	维生素B_1	0.02毫克
维生素B_2	0.01毫克	烟酸	0.32微克
维生素C	8毫克	维生素E	0.06毫克
钙	29毫克	磷	21毫克
钾	109毫克	钠	39.9毫克
镁	12毫克	铁	0.3毫克
锌	0.15毫克	硒	0.04微克
铜	0.01毫克	锰	0.05毫克

⊙可降血压蔬菜

竹笋

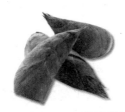

含有人体必需的8种氨基酸，可预防高血压。

竹笋原产东亚，中国食竹笋历史悠久。竹笋的种类繁多，大致可分为冬笋、春笋、鞭笋三类。冬笋为毛竹冬季生于地下的嫩茎，白色、质嫩、味美；鞭笋为毛竹夏季生长在泥土中的嫩权头，状如马鞭，色白，质脆，味微苦而鲜。竹笋，自古被视为"菜中珍品"。清代文人李笠翁把竹笋誉为"蔬菜中第一品"，认为肥羊嫩猪也比不上它。

◎降压功效

竹笋是高蛋白、低糖、低脂肪、低淀粉、多纤维食物，尤其是人体必需的8种氨基酸一应俱全。

养生学家发现，竹林丛生之地的人们多长寿，且极少患高血压，这与经常吃竹笋有一定关系。

◎其他功效

竹笋是天然的无污染的绿色食品。脆嫩鲜美的竹笋营养丰富，其味甘、性寒，含有高蛋白、低脂肪、低淀粉。据资料介绍每100克竹笋中含蛋白质4.1毫克、脂肪0.1毫克，糖类4.4毫克、钙22毫克、磷36毫克，还有大量的维生素B_1、维生素B_2、维生素C等。

具有消渴、利尿、化痰、吸附脂肪、助消化、去积食等功效，适用于浮肿、腹水、急性肾炎、喘咳、糖尿病等患者，对预防肠癌和单纯性肥胖亦有益。

◎营养师健康提示

竹笋营养丰富，一般人均可食用，但是严重肾炎、尿道结石、胃痛出血、慢性肠炎、久泻滑脱者要谨慎食用。

竹笋是低脂肪、低糖、多膳食纤维的食品，能吸附大量的油脂，并促进胃肠道吸收，可有效防治心血管疾病和便秘，可以经常食用。

竹笋含有人体需要的营养素，但也含有人体不适用的成分，即草酸盐。人们必须根据自身的健康状况来选食竹笋。患有泌尿系统和结石的患者不宜多吃，因为竹笋中的草酸盐能与其他食物中的钙质结

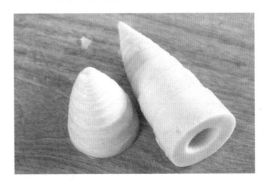

合成难以溶解的草酸钙，会加重病情。另外，竹笋是寒性食品，有涩味，含较多的粗纤维，容易使胃肠蠕动加快，对胃溃疡、十二指肠溃疡、胃出血患者极为不利，也使慢性胃肠炎病不易康复。为了减少草酸盐对人体的影响，食用时一般将笋在开水中煮5~10分钟，经高温来分解去掉大部分的草酸盐和涩味，捞出再配以其他食品烹饪。

◎选购

选购以长成弯曲牛角造型、色泽鲜明、笋壳光滑、笋尖金黄、笋头切口处毛细孔细密不粗糙的为佳。

◎适用量

每次约50克。

◎总热量

19千卡（每100克可食用部分）。

竹笋营养成分（每100克可食用部分）

名称	含量	名称	含量
脂肪	0.1克	蛋白质	4.1克
碳水化合物	4.4克	维生素A	5微克
维生素B_1	0.05毫克	维生素B_2	0.11毫克
维生素B_6	0.13毫克	维生素C	5毫克
维生素E	0.7毫克	维生素K	2微克
胡萝卜素	0.08毫克	叶酸	63微克
泛酸	0.63毫克	烟酸	0.4毫克
膳食纤维	2.8克	钙	22毫克
铁	2.4毫克	磷	36毫克
钾	587毫克	钠	6毫克
铜	0.15毫克	镁	8毫克
锌	0.43毫克	硒	0.6微克

⊙ 可降血压蔬菜

莴笋

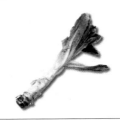

莴笋中含钾离子是钠离子的数倍，具有降血压作用。

莴笋，又名莴苣、生笋、白笋、千金菜等。莴笋口感鲜嫩，色泽淡绿，如同碧玉一般，制作菜肴可荤可素，可凉可热，口感爽脆。莴苣是绿叶类蔬菜中营养成分较多的一种，对人体健康具有重要意义。

◎降压功效

莴笋中所含钾离子是钠离子的数倍，这种高钾低钠的比例，有助于保持体内的水盐代谢平衡，具有强心、利尿、降血压等作用。

◎其他功效

莴笋可刺激胃肠蠕动，对糖尿病引起的胃轻瘫以及便秘有辅助治疗作用。莴笋中所含的钾离子是钠离子的27倍，能刺激消化液的分泌，促进食欲，并能改善肝脏功能，有助于抵御风湿性疾病和痛风。莴笋含钾量最高，有利于促进排尿，减少对心房的压力，对高血压和心脏病患者极为有益。莴笋含有少量的碘元素，它对人的基础代谢、心智、体格发育，甚至情绪调节都有重大影响，因此莴笋具有镇静作用，经常食用有助于消除紧张、帮助睡眠。

◎营养师健康提示

莴笋叶的营养远远高于莴笋茎，因为其叶比茎所含胡萝卜素高出70余倍，维生素B_1含量叶是茎的2倍，维生素B_2含量叶是茎的5倍，维生素C含量叶是茎的3倍，因此莴笋叶丢弃不吃实在是太可惜了。此外，秋季易患咳嗽的人，多吃莴笋叶还可平咳。

莴笋中的某种物质对视神经有刺激作用。古书记载莴笋多食使人目糊，停食数天，则能自行恢复，故视力弱者不宜多食，有眼疾特别是夜盲症的人也应少食。

在烹饪方面也要注意以下几个方面：一、莴笋怕咸，盐要少放才好吃；二、焯莴笋时一定要注意时间和温度，焯的时间过长、温度过高会使莴苣绵软，失去清脆口感；三、莴笋是传统的丰胸蔬菜，与含B族维生素的牛肉一并食用，具有调养气血的作用，可以促使乳房部位的营养供应；

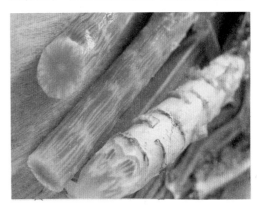

四、莴笋下锅前挤干水分，可以增加莴笋的脆嫩，但从营养角度考虑，不应挤干水分，这会丧失大量的水溶性维生素。

◎选购

选青嫩新鲜的。

◎适用量

每次约60克。

◎总热量

14千卡（每100克可食用部分）。

莴笋营养成分（每100克可食用部分）

名称	含量	名称	含量
脂肪	0.1克	蛋白质	1克
碳水化合物	2.2克	维生素A	25微克
维生素B_1	0.02毫克	维生素B_2	0.02毫克
维生素B_6	0.05毫克	维生素C	4毫克
维生素E	0.19毫克	维生素K	54微克
胡萝卜素	0.15毫克	叶酸	120微克
泛酸	0.23毫克	烟酸	0.5毫克
膳食纤维	0.6克	钙	23毫克
铁	0.9毫克	磷	48毫克
钾	318毫克	钠	36.5毫克
铜	0.07毫克	镁	19毫克
锌	0.33毫克	硒	0.54微克

⊙可降血压蔬菜

荸荠

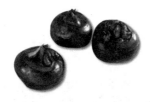

荸荠中含有不耐热的抗菌成分，可有效降低血压。

荸荠俗称地栗、马蹄、乌芋，中国古代最早的名物工具书《尔雅》称之为"凫茈"，是因为凫鸟喜食而得名。它皮色紫黑，肉质洁白，味甜多汁，清脆可口，自古有"地下雪梨"的美誉，北方人视之为"江南人参"。它是大众喜爱的时令之品，中国很多地方都有种植。

◎降压功效

荸荠中含有不耐热的抗菌成分——荸荠英，对金黄色葡萄球菌、大肠杆菌及绿脓杆菌等均有一定的抑制作用，同时对降低血压也有一定效果。荸荠还含粗纤维，可防止便秘，还具有清热解毒、降血压、利尿等作用。

◎其他功效

荸荠中含有磷是根茎蔬菜中最高的，能促进人体生长发育和维持生理功能，对牙齿骨骼的发育有很大好处，同时可促进体内的糖、脂肪、蛋白质三大物质的代谢，调节酸碱平衡。因此荸荠适于儿童食用。

荸荠英这种物质还对肺部、食道和乳腺的癌肿有防治作用。荸荠还有预防急性传染病的功能，在麻疹、流行性脑膜炎较易发生的春季，荸荠是很好的防病食品。

荸荠是寒性食物，有清热泻火的功效。既可清热生津，又可补充营养，最宜用于发烧病人。它具有凉血解毒、利尿通便、化湿祛痰、消食除胀等功效。

◎营养师健康提示

喉干舌燥、肝胃积热、喉咙有寒痰时，宜多吃荸荠。

荸荠不宜生吃，因为荸荠生长在泥中，外皮和内部都有可能附着较多的细菌和寄生虫，所以一定要洗净煮透后方可食用，而且煮熟的荸荠更甜。

荸荠属于生冷食物，对脾肾虚寒和有血淤的人来说不太适合。

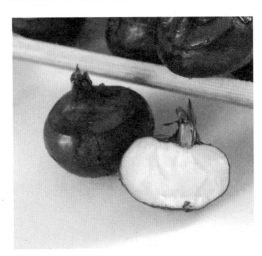

◎适用量

每日40克。

◎总热量

59千卡（每100克可食用部分）。

荸荠营养成分（每100克可食用部分）

名称	含量	名称	含量
碳水化合物	14.2克	脂肪	0.2克
蛋白质	1.2克	纤维素	1.1克
维生素A	3.0微克	维生素C	7.0毫克
维生素E	0.65毫克	胡萝卜素	20.0微克
硫胺素	0.02毫克	核黄素	0.02毫克
烟酸	0.7毫克	胆固醇	—
镁	12.0毫克	钙	4.0毫克
铁	0.6毫克	锌	0.34毫克
铜	0.07毫克	锰	0.11毫克
钾	306.0毫克	磷	44.0毫克
钠	15.7毫克	硒	0.7微克

⊙可降血压蔬菜

竹荪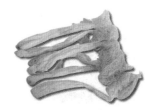

能调整人体内血脂和脂肪酸的含量，能有效降低血压。

竹荪又名竹笙、竹参，外形似纱罩，是寄生在枯竹根部的一种隐花菌类，形状略似汽灯纱罩。它有深绿色的菌帽，雪白色圆柱状的菌柄，粉红色的蛋形菌托，在菌柄顶端有细致洁白的网状裙，从菌盖向下铺开，整个菌体显得十分俊美。它的营养价值很高，素有"真菌之花""菌中皇后"之称，也被认为是"草八珍"之一。

◎降压功效

竹荪属于碱性食品，长期服用能调整中老年人体内血脂和脂肪酸的含量，还有降低高血压的作用。

◎其他功效

竹荪含有多种氨基酸、维生素、无机盐等，具有滋补强壮、益气补脑、宁神健体的功效。

竹荪的有效成分可补充人体必需的营养物质，提高机体的免疫抗病能力。

竹荪能够保护肝脏，减少腹壁脂肪的积存，有俗称"刮油"的作用，从而产生降血压、降血脂和减肥的效果。

◎营养师健康提示

竹荪人人都可以食用，尤其适合减肥者长期食用。干品烹制前应先以淡盐水泡发，并剪去菌盖头（封闭的一端），否则会有异味。竹荪还有防止食物腐败的作用，在炎热的夏季做菜煲汤时，放少许竹荪，可防止食物酸败，延长存放时间。

◎适用量

每日40克。

◎总热量

155千卡（每100克可食用部分）。

竹荪营养成分（每100克可食用部分）			
名称	含量	名称	含量
碳水化合物	60.3克	脂肪	3.1克
蛋白质	17.8克	纤维素	1.1克

⊙可降血压水果

猕猴桃

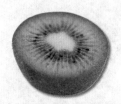

无公害果品，含钾丰富，非常适宜高血压患者食用。

猕猴桃又叫奇异果，很多人以为是新西兰特产，其实它的祖籍是中国，因猕猴喜食而得名，一个世纪以前才引入新西兰。

关于猕猴桃的药用价值，中国历代医书均有记载，认为它能"调中下气"，具有止渴健胃、清热利尿、润燥通便、增强人体免疫力的作用，适用于消化不良，食欲不振、呕吐及维生素缺乏等症。近代医学研究表明，常食猕猴桃，有降低胆固醇及甘油三酯的作用，对高血压、高血脂、肝炎、冠心病、尿道结石有预防和辅助治疗的作用。

猕猴桃的病虫害少，一般无需使用农药，是极少数没有农药污染的无公害果品之一，这是维护人体健康的最佳保证。

◎降压功效

猕猴桃属于高钾水果，非常适合高血压患者食用。

◎其他功效

猕猴桃中含有的血清促进素具有稳定情绪、镇静心情的作用，对防治抑郁症有一定功效。

猕猴桃含有较高的膳食纤维和多种维生素，对便秘、减肥和美容有一定功效。

猕猴桃中含有高达8%的叶酸，有"天然叶酸大户"之美誉。叶酸是一种水溶性B族维生素，对细胞的分裂生长及核酸、氨基酸、蛋白质的合成起着重要的作用，是胎儿生长发育不可缺少的营养素。孕妇叶酸缺乏有可能导致胎儿出生时出现低体重、唇腭裂、心脏缺陷等。孕前或怀孕初期，如常吃猕猴桃，有助于防治胎儿各种生育缺陷和先天性心脏病。

所以，准妈妈们可以经常食用猕猴桃，因叶酸和维生素类遇高温易分解破坏，故猕猴桃以生吃为好。

◎营养师健康提示

猕猴桃性质寒凉，脾胃功能较弱的人食用过多，会导致腹痛腹泻。

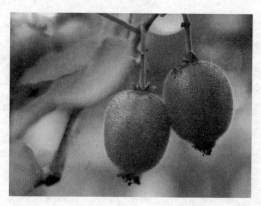

由于猕猴桃中维生素C的含量颇高，易与奶制品中的蛋白质凝结成块，不但影响消化吸收，还会使人出现腹胀、腹痛、腹泻，故食用猕猴桃后不要马上喝牛奶或食用其他乳制品。

◎适用量

每日200克。

◎总热量

56千卡（每100克可食用部分）。

猕猴桃营养成分（每100克可食用部分）

名称	含量	名称	含量
蛋白质	0.8克	脂肪	0.6克
碳水化合物	14.5克	胆固醇	—
膳食纤维	2.6克	维生素A	22微克
胡萝卜素	130微克	维生素B$_1$	0.05毫克
维生素B$_2$	0.02毫克	烟酸	0.3毫克
维生素C	62毫克	维生素E	2.43毫克
钙	27毫克	磷	26毫克
钾	144毫克	钠	10毫克
镁	12毫克	铁	1.2毫克
锌	0.57毫克	硒	0.28微克
铜	1.87毫克	锰	0.73毫克

⊙ 可降血压水果

红枣

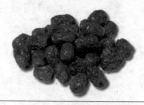

富含黄酮类、芦丁，可有效保护血管、使血管软化。

红枣味道甘甜，亦果亦药，深受大众喜爱。因其有补益和美颜功效，民间流传着"日食三枣，青春不老"的说法。新鲜的红枣，维生素和矿物质含量都很丰富，包含的种类也较齐全，其中最显著的就要数维生素C了。红枣维生素C的含量是柑橘的10倍左右，是苹果、葡萄的60倍左右，再加上椭圆形类似胶囊的外形，因而就有人爱称其为"天然的维生素C丸"。充足的维生素、矿物质，以及植物生物活性物质使得红枣具有很好的抗氧化性和抗癌功能。

◎降压功效

红枣中黄酮类、芦丁含量较高，黄酮可保护血管，芦丁可使血管软化，有降血压的作用，所以红枣是高血压患者的保健食品。

◎其他功效

红枣富含糖类、蛋白质、脂肪、有机酸，能促进白细胞的生成，降低血清胆固醇，提高血清白蛋白含量，保护肝脏。红枣所含维生素C，能使体内多余的胆固醇转变为胆汁酸，减少结石形成的概率，所含钙和铁可防治骨质疏松和产后贫血。

"一日食三枣，百岁不显老"，红枣不但是美味果品，还是滋补良药，有强筋壮骨、补血行气、滋颐润颜之功效。红枣能作为药用，早在《本草备要》中就有记述，说红枣能"补气益中，滋脾土，润心肺，调营养，缓阴血，生津液，悦颜色，通九窍，助十二经，和百药。"李时珍在《本草纲目》中写道："大枣气味甘平，安中养脾气、平胃气、通九窍、助十二经，补少气，久服轻身延年。"现代医学研究表明，红枣对过敏性紫癜、贫血、高血压、急慢性肝炎、肝硬化、胃肠道肿瘤具有很好的疗效。

◎营养师健康提示

红枣虽然性温无毒，能补气悦颜，但大量生食会损脾作泻，因此，由于外感风热而引起的感冒、发烧者及腹胀气滞者，都属于忌吃鲜大枣的人群。凡有痰湿、痰

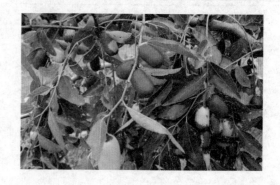

热、齿病、虫病者亦不宜多食。

红枣易腐烂，烂枣中含甲醇、甲醛、甲酸等有害物质，易引起中毒，宜少量购买，尽早食用。

含糖量较高，大便秘结、糖尿病患者不宜食用。

◎适用量

每日3~5个。

◎总热量

122千卡（每100克可食用部分）。

红枣营养成分（每100克可食用部分）

名称	含量	名称	含量
蛋白质	1.1克	脂肪	0.3克
碳水化合物	30.5克	胆固醇	–
膳食纤维	1.9克	维生素A	40微克RE（视黄醇当量）
胡萝卜素	240微克	维生素B₁	0.06毫克
维生素B₂	0.09毫克	烟酸	0.9毫克
维生素C	243毫克	维生素E	0.78毫克
钙	22毫克	磷	23毫克
钾	375毫克	钠	1.2毫克
镁	25毫克	铁	1.2毫克
锌	1.52毫克	硒	0.80微克
铜	0.06毫克	锰	0.32毫克

⊙ 可降血压水果

山楂

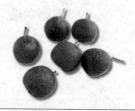

富含三萜类及黄酮类成分，具有显著的扩张血管和降压作用。

山楂又名山里红、胭脂红、红果、酸楂，为蔷薇科。山楂属植物山楂或野山楂的果实，落叶乔木。为中国特有的果树，已有3000多年的栽培历史。主产于山东、河南、江苏、浙江等地。

◎降压功效

山楂所含的三萜类及黄酮类等成分，具有显著的扩张血管及降压作用，有增强心肌、抗心律不齐、调节血脂及胆固醇含量的功能。

◎其他功效

山楂富含解脂酶，可促进脂肪类食物的消化，促进胃液分泌，增加胃内酶素，有助于胆固醇转化；山楂所含牡荆素能抗癌，抑制癌细胞在体内的生长、增殖和浸润转移；山楂所含槲皮苷能扩张血管、促进气管纤毛运动、排痰平喘。

◎典籍记载

《本草经疏》："山楂，《本经》云味酸气冷，然观其能消食积，行瘀血，则气非冷矣。有积滞则成下痢，产后恶露不尽，蓄于太阴部分则为儿枕痛。山楂能入脾胃消积滞，散宿血，故治水痢及产妇腹中块痛也。大抵其功长于化饮食，健脾胃，行结气，消瘀血，故小儿产妇宜多食之。《本经》误为冷，故有洗疮痒之用。"

《本草通玄》："山楂，味中和，消油垢之积，故幼科用之最宜。若伤寒为重症，仲景于宿滞不化者，但用大、小承气，一百一十三方中并不用山楂，以其性缓不可为肩弘任大之品。核有功力，不可去也。"

《本草求真》："山楂，所谓健脾者，因其脾有食积，用此酸咸之味，以为消磨，俾食行而痰消，气破而泄化，谓之为健，止属消导之健矣。至于儿枕作痛，力能以止；痘疮不起，力能以发；犹见通瘀运化之速。有大小二种，小者入药，去皮核，捣作饼子，日干用。出北地，大者良。"

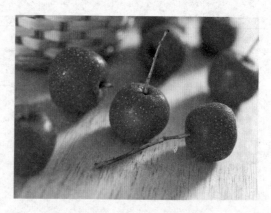

◎营养师健康提示

胃酸过多、消化性溃疡者忌食用。健康的人食用山楂也应有节制。凡脾胃虚弱者忌食山楂；患有龋齿者，不宜多食山楂；服用人参或西洋参期间，忌食山楂；糖尿病人也忌食山楂。

妊娠妇女，患习惯性流产和先兆流产者，忌食山楂，以免伤胎坠胎。

◎选购

优质的山楂果形整齐端正，无畸形，果实个大且均匀，果皮新鲜红艳，有光泽，无皱缩，没有干疤、虫眼或外伤，并具有清新的酸甜滋味。

而劣质的山楂则皮色青暗，没有光泽，表皮皱缩，有虫眼、干疤或皱皮，果肉干硬或散软。

◎适用量

每日5个左右。

◎总热量

95千卡（每100克可食用部分）。

山楂营养成分（每100克可食用部分）

名称	含量	名称	含量
蛋白质	0.5克	脂肪	0.6克
碳水化合物	25.1克	胆固醇	—
膳食纤维	3.1克	维生素A	17微克RE
胡萝卜素	100微克	维生素B$_1$	0.02毫克
维生素B$_2$	0.02毫克	维生素C	53毫克
维生素E	2.12毫克	钙	52毫克
磷	24毫克	钾	299毫克
钠	5.4毫克	镁	19毫克
铁	0.9毫克	锌	0.28毫克
硒	1.22微克	铜	0.11毫克
锰	0.24毫克		

◎ 可降血压水果

葡萄

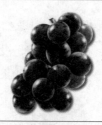

富含钾元素，能帮助人体积累钙质，有效降低血压。

葡萄别名草龙珠、蒲桃、山葫芦，有黑、绿、紫、金黄、红色或白色等许多品种，是深受人们喜爱的水果之一。新鲜葡萄含水量高（约80%），营养丰富，还富含酒石酸、草酸、柠檬酸、苹果酸等多种营养成分。葡萄产热较高，热量主要来源于葡萄中有甜味的碳水化合物——葡萄糖、果糖、蔗糖、木糖，其中以葡萄糖为主。中医认为葡萄，性平，味甘酸，可入肺、脾、肾经，有补气益血、滋阴生津、强筋健骨、通利小便之功效，可用于筋骨无力、风湿痹痛、面肢浮肿、小便不利等症。

◎ 降压功效

葡萄中钾元素含量较高，能帮助人体积累钙质，促进肾脏功能，调节心率。

◎ 其他功效

迅速缓解低血糖：现在医学认为葡萄的含糖量达8%~10%，葡萄中的糖主要是葡萄糖，能很快地被人体吸收。当人体出现低血糖时，及时饮用葡萄汁，可很快缓解症状。

抗衰老：葡萄中含的类黄酮是一种强力抗氧化剂，可抗衰老，并可清除体内自由基。

防癌：葡萄中含有一种抗癌微量元素，可以防止健康细胞癌变，阻止癌细胞扩散。

对抗疲劳和神经衰弱：葡萄还含有多种人体所需的氨基酸，常食葡萄对神经衰弱、疲劳过度大有裨益。

补虚弱：把葡萄制成葡萄干后，糖和铁的含量会相对高，是妇女、儿童和体弱贫血者的滋补佳品。老人饭前嚼食几粒葡萄干，既能开胃口，又可补虚弱。

◎ 营养师健康提示

葡萄含糖量高，多吃易引起内热、蛀

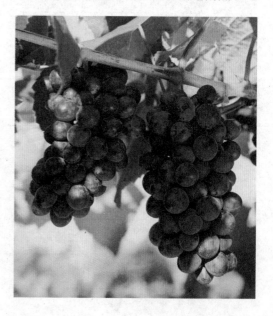

牙、肥胖，导致腹泻等副作用。肠胃虚弱者、糖尿病患者最好少吃。

◎适用量

每日100克左右。

◎总热量

46千卡（每100克可食用部分）。

葡萄营养成分（每100克可食用部分）			
名称	含量	名称	含量
蛋白质	0.3克	脂肪	0.4克
碳水化合物	10.2克	膳食纤维	1.8克
钙	11毫克	铁	0.2毫克
磷	7毫克	钾	124毫克
钠	0.5毫克	铜	0.1毫克
镁	6毫克	锌	0.02毫克
硒	0.5微克	维生素B_1	0.05毫克
维生素B_2	0.03毫克	维生素B_6	0.04毫克
维生素C	4毫克	维生素E	0.34毫克
胡萝卜素	0.13毫克	泛酸	0.1毫克
烟酸	0.2毫克	维生素A	5微克
叶酸	4微克	生物素	44微克

⊙ 可降血压水果

苹果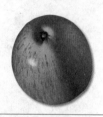

富含钾元素，能促进钠从尿液排出，可有效防治高血压。

苹果又名柰、频婆，为蔷薇科乔木植物苹果的成熟果实，原产于欧洲。苹果的种类很多，有红香蕉苹果、红富士苹果、黄香蕉苹果等。苹果是世界上栽种最多，产量最高的水果之一。苹果是营养丰富的大众化水果，苹果表面光洁，色泽鲜艳，清香宜人，味甘甜，略带酸味。

◎ **降压功效**

苹果中所含的钾，能促进钠从尿液排出。因此，对于进盐过多的人们，多吃苹果可以将体内多余的盐分排出，使血压下降。

◎ **其他功效**

苹果性凉，味甘，有润肺、健胃、生津、止渴、止泻、消食、顺气、醒酒之功效。

苹果中含有葡萄糖、果糖、蛋白质、脂肪、维生素C、维生素A、维生素E、磷、钙、锌及苹果酸、柠檬酸、酒石酸和钾、钠等。苹果适宜慢性胃炎、消化不良、气滞不通者食用；适宜慢性腹泻，神经性结肠炎之人食用；适宜便秘者食用；适宜高血压、高脂血症和肥胖症患者食用；适宜饮酒之后食用，可起到解酒效果；适宜癌症患者食用；适宜贫血之人和维生素C缺乏者食用。

苹果主要含碳水化合物，其中大部分是糖，还含有鞣酸、有机酸、果胶、纤维素、B族维生素、维生素C及微量元素。中老年人常吃苹果有好处，不仅能止泻，对高血压病也有显著的预防效果。苹果具有预防癌症的特殊作用。苹果中含有大量的纤维素，常吃苹果，可以使肠道内胆固醇含量减少，粪便量增多，缩短排便时间，能够减少直肠癌的发生。

◎ **营养师健康提示**

脾胃虚寒、腹痛腹泻者不宜多吃，患有糖尿病者忌食。

◎ **选购**

光亮、外表苍老的为优质苹果。以个大适中、果皮薄细、光泽鲜艳、果肉脆嫩、汁多味香甜、无虫眼及损伤的为佳。

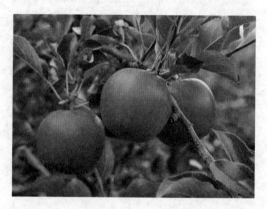

◎适用量

每次1个。

◎总热量

57千卡（每100克可食用部分）。

苹果营养成分（每100克可食用部分）

名称	含量	名称	含量
蛋白质	0.4克	脂肪	0.1克
碳水化合物	14.3克	胆固醇	—
膳食纤维	0.8克	维生素A	10微克
胡萝卜素	10微克	维生素B$_1$	—
维生素B$_2$	—	烟酸	—
维生素C	1.0毫克	维生素E	0.21毫克
钙	2毫克	磷	4毫克
钾	—	钠	2.3毫克
镁	3毫克	铁	0.2毫克
锌	0.02毫克	硒	2.31微克
铜	0.05毫克	锰	0.01毫克

⊙ 可降血压水果

桃

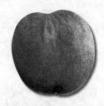

丰富的钾元素，可以帮助体内排出多余的盐分，辅助降压。

桃别名桃实、毛桃、蜜桃、白桃、红桃等，为蔷薇科植物桃或山桃的成熟果实，原产中国陕西、甘肃一带，目前分布很广。它经常被当做福寿祥瑞的象征，在民间素有"寿桃"和"仙桃"的美称。因为果形美观、肉质甜美，它又被人们称为"天下第一果"。

◎ 降压功效

桃中含有丰富的钾元素，可以帮助体内排出多余的盐分，有辅助降低血压的作用。

◎ 其他功效

桃中富含铁元素，能防治因缺铁引起的贫血；桃仁提取物可促进肝血循环，提高肝组织胶原酶活性，防治肝硬化、肝纤维化；胶质物可吸收大肠中的水分，预防便秘；苦杏仁苷能破坏癌细胞，改善肿瘤患者的贫血及缓解疼痛。

桃味甘酸，性微温，具有补气养血、养阴生津、止咳杀虫等功效。有益颜、解劳热的功效，能生津、润肠、活血。桃仁入心、肝、肺、大肠，有破血去瘀、润燥滑肠的功效，能活血行血、清散瘀血、去痰润瘀肠，对于呼吸器官有镇静作用，可

止咳、平喘。桃仁有去血管栓塞的作用，所以可用于血管栓塞引起的半身不遂。临床上常用于闭经不通、月经痛、血压过高、慢性阑尾炎和跌打损伤引起的淤血肿痛等症状。

◎ 营养师健康提示

桃子尤其适合老年体虚、肠燥便秘、身体瘦弱、阳虚肾亏者食用；也适合大病之后、气血亏虚、面黄肌瘦、心悸气短者食用。

桃子食用过多容易燥热；桃子的纤维多，如果吃太多，易致食道消化不良。此外孕妇不宜食用桃仁，上火的人不宜多吃桃。婴幼儿最好不要喂食桃子，因为桃子中含有大量的大分子物质，婴幼儿肠胃透析能力差，无法消化这些物质，很容易造

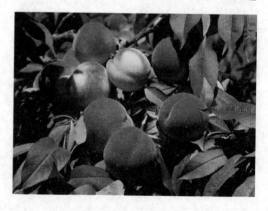

成过敏反应。

◎**适用量**

每日1~2个。

◎**总热量**

48千卡（每100克可食用部分）。

桃营养成分（每100克可食用部分）

名称	含量	名称	含量
碳水化合物	12.2克	脂肪	0.1克
蛋白质	0.9克	纤维素	1.3克
维生素A	3.0微克	维生素C	7.0毫克
维生素E	1.54毫克	胡萝卜素	20.0微克
硫胺素	0.01毫克	核黄素	0.03毫克
烟酸	0.7毫克	胆固醇	－
镁	7.0毫克	钙	6.0毫克
铁	0.8毫克	锌	0.34毫克
铜	0.05毫克	锰	0.07毫克
钾	166.0毫克	磷	20.0毫克
钠	5.7毫克	硒	0.24微克

⊙ 可降血压水果

李子

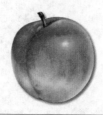

富含钙、铁等矿物质，可抵抗高钠的有害作用，稳定血压。

李子又名李实，在民间还有其他一些称呼，如中国的李之王叫脆红李，布朗的李之王叫秋姬，欧洲的梅李之王叫蒙娜丽莎，也叫西梅。它是蔷薇科植物李的果实，中国大部分地区均产。其果实饱满圆润，玲珑剔透，形态美艳，口味甘甜，是人们喜食的传统果品之一。

◎降压功效

李子果肉中含有较多的钙、铁等矿物质，有助于抵抗高钠的有害作用，稳定血压。李子核仁中含苦杏仁苷，有显著的利水、降压作用。吃完果肉后，最好把核砸开，连果仁一起吃下。

◎其他功效

促进消化：李子能促进胃酸和胃消化酶的分泌，有增加肠胃蠕动的作用，因而食李子能促进消化，增加食欲，为胃酸缺乏、食后饱胀、大便秘结者的食疗良品。

清肝利水：新鲜李肉中含有多种氨基酸，如谷酰胺、丝氨酸、甘氨酸、脯氨酸等，生食对于治疗肝硬化腹水大有益处。

降压、导泻、镇咳：李子核仁中含苦杏仁苷和大量的脂肪油，药理证实，它有显著的利水降压作用，并可加快肠道蠕动，促进干燥的大便排出，同时也具有止咳祛痰的作用。

美容养颜：《本草纲目》记载，李花和于面脂中，有很好的美容作用，可以"去粉泽黑黯""令人面泽"，对汗斑、脸生黑斑等有良效。

食用功效：李子性温，味甘、酸，入肝、肾经。具有生津止渴、清肝除热、利水的功效；主治阴虚内热，骨蒸痨热，消渴引饮，肝胆湿热，腹水，小便不利等病症。

◎营养师健康提示

一般人都能食用，特别适合于胃阴不足、口渴咽干、水肿、小便不利等患者食用。发热、口渴、虚痨骨蒸、肝病腹水者及教师、演员音哑或失音者，慢性肝炎、

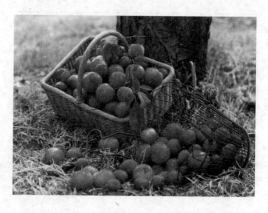

肝硬化者也宜食用。

李子性温，过食可引起脑涨虚热，如心烦发热、潮热多汗等症状。尤其食李子切记不可与雀肉、蜂蜜同食，反之则可损人五脏，严重者可致人死亡。

"李子不沉水者有毒"，根据前人经验，如李子味苦涩或放入水中漂浮者为有毒，要十分小心。若不慎购有发涩、发苦，属于还未成熟的李子，则不可进食。

李子美味多汁，清肝热、活血脉，有美颜乌发的神效。但李子多食生痰，损坏牙齿，体质虚弱的患者宜少食。

◎ 适用量

每日 60 克左右。

◎ 总热量

36 千卡（每 100 克可食用部分）。

李子营养成分 （每100克可食用部分）

名称	含量	名称	含量
碳水化合物	8.7克	脂肪	0.2克
蛋白质	0.7克	纤维素	0.9克
维生素A	25.0微克	维生素C	5.0毫克
维生素E	0.74毫克	胡萝卜素	150.0微克
硫胺素	0.03毫克	核黄素	0.02毫克
烟酸	0.4毫克	胆固醇	—
镁	10.0毫克	钙	8.0毫克
铁	0.6毫克	锌	0.14毫克
铜	0.04毫克	锰	0.16毫克
钾	144.0毫克	磷	11.0毫克
钠	3.8毫克	硒	0.23微克

⊙可降血压水果

香蕉

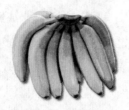

含有血管紧张素转化酶抑制物质，可抑制血压升高。

香蕉为芭蕉科植物甘蕉的果实，是食用蕉（甘蕉）的俗称，原产亚洲东南部，中国广东、广西、福建、四川、云南、贵州等省出产较多。

它是深受人们喜爱的营养果品，欧洲人因它能解除忧郁而将其称之为"快乐水果"。

◎降压功效

香蕉中含有较多的钾离子和很少的钠离子，所以香蕉是防治高血压的极佳水果。香蕉中还含有血管紧张素转化酶抑制物质，可抑制血压升高。

◎其他功效

降低血清胆固醇：胆固醇过高会引起冠心病，香蕉的果柄具有降低胆固醇的作用。血清胆固醇过高者，可用香蕉果柄50克，洗净切片，用开水冲饮，连饮10~20天，即可降低胆固醇。

防治胃肠溃疡：胃肠道溃疡的患者常服用保泰松，往往会导致胃出血。而香蕉中含有一种能预防胃溃疡的化学物质，它能刺激胃黏膜细胞的生长和繁殖，产生更多的黏膜来保护胃。

治疗忧郁症：香蕉含有一种能够帮助人脑产生6-羟色胺的物质，使人心情变得愉快，活泼开朗。患忧郁症的患者，平时可以多吃香蕉来减少情绪低落，使悲观失望、厌世烦躁的情绪逐渐消散。

治疗皮肤瘙痒症：香蕉皮中含有蕉皮素，它可以抑制细菌和真菌滋生。实验证明，由香蕉皮治疗因真菌或是细菌所引起的皮肤瘙痒及脚气病，效果很好。患者可以精选新鲜的香蕉皮在皮肤瘙痒处反复摩擦，或捣成泥末，或是煎水洗，连用数日，即可奏效。

◎营养师健康提示

香蕉适合高血压、冠心病、动脉硬化者，口干烦躁、咽干喉痛者，大便干燥、痔疮、大便带血者，上消化道溃疡者，以及饮酒过量而宿醉未解者食用。

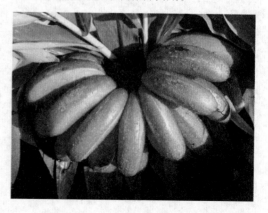

香蕉刚采收时一般没有完全成熟，此时糖分较少，淀粉较多，要等它放熟透了，果肉变软，香气变浓，这时吃不仅味道好、营养丰富，而且更利于吸收。

◎适用量

每日1~2根。

◎总热量

91千卡（每100克可食用部分）。

香蕉营养成分（每100克可食用部分）

名称	含量	名称	含量
碳水化合物	22.0克	脂肪	0.2克
蛋白质	1.4克	纤维素	1.2克
维生素A	10.0微克	维生素C	8.0毫克
维生素E	0.24毫克	胡萝卜素	60.0微克
硫胺素	0.02毫克	核黄素	0.04毫克
烟酸	0.7毫克	胆固醇	—
镁	43.0毫克	钙	7.0毫克
铁	0.4毫克	锌	0.18毫克
铜	0.14毫克	锰	0.65毫克
钾	256.0毫克	磷	28.0毫克
钠	0.8毫克	硒	0.87毫克

◎ 可降血压水果

梨

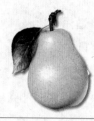

具有增加血管弹性，降低血压的作用。

梨为蔷薇科植物白梨、沙梨、秋子梨等的果实。它的栽培历史悠久，分布遍及全国，以长江流域以南地区及淮河流域一带栽培较多。其果肉脆而多汁，酸甜适口，含丰富的营养成分，有"百果之宗"的美誉，又有"天然矿泉水"之称，是止渴生津的佳品。

◎降压功效

梨具有增加血管弹性、降低血压的作用，其中所含维生素B_1能保护心脏，减轻疲劳；维生素B_2及叶酸能增强心肌活力，降低血压，保持身体健康。梨能清热镇静，对于肝阳上亢或肝火上炎型高血压患者，常食梨有利血压恢复正常，改善头晕目眩等症状。

◎其他功效

梨性味甘寒，具有清心润肺的作用，对肺结核、气管炎和上呼吸道感染的患者所出现的咽干、痒痛、音哑、痰稠等症皆有效。梨具有降低血压、养阴清热的功效。患高血压、心脏病、肝痰、肝硬化的病人，经常吃些梨大有益处。食梨能促进食欲，帮助消化，并有利尿通便和解热的作用，可用于高热时补充水分和营养。煮熟的梨有助于肾脏排泄尿酸和预防痛风、风湿病和关节炎。食梨还具有润燥消风、醒酒解毒等功效。在秋季气候干燥时，人们常感到皮肤瘙痒、口鼻干燥，有时干咳少痰，每天吃一两个梨可缓解秋燥，有益健康。播音、演唱人员经常食用煮好的熟梨，能增加口中的津液，起到保养嗓子的作用。

◎营养师健康提示

咳嗽、痰稠或无痰、咽喉发痒干疼者，慢性支气管炎、肺结核患者，高血压、心脏病、肝炎、肝硬化患者，饮酒后或宿醉未醒者尤其适合食用。

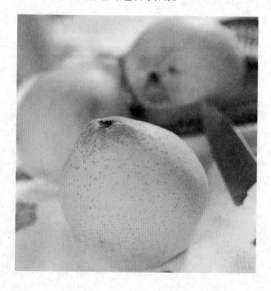

用来止咳化痰时，不宜选择含糖量太高的甜梨。

脾胃虚寒者或发热的人不宜吃生梨，可把梨切块煮水食用。

◎适用量

每日1~2个。

◎总热量

44千卡（每100克可食用部分）。

梨营养成分（每100克可食用部分）

名称	含量	名称	含量
碳水化合物	13.3克	脂肪	0.2克
蛋白质	0.4克	纤维素	3.1克
维生素A	6.0微克	维生素C	6.0毫克
维生素E	1.34毫克	胡萝卜素	33.0微克
硫胺素	0.03毫克	核黄素	0.06毫克
烟酸	0.3毫克	胆固醇	－
镁	8.0毫克	钙	9.0毫克
铁	0.5毫克	锌	0.46毫克
铜	0.62毫克	锰	0.07毫克
钾	92.0毫克	磷	14.0毫克
钠	2.1毫克	硒	1.14微克

◉ 可降血压水果

西瓜

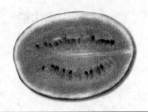

西瓜富含钾，而且还含有多种可降低血压的成分。

西瓜为葫芦科，西瓜属，一年生蔓性草本植物。全国各地均有栽培。夏季采收，洗净鲜用。表面平滑，皮色浓绿、浅绿、墨绿，常有各种条纹。瓤多汁而甜，深红、淡红、黄色或白色。果瓤含有丰富的矿物盐和多种维生素，是夏季主要的消暑果品。

◎ 降压功效

西瓜富含钾，而且还含有多种可降低血压的成分。

◎ 其他功效

西瓜性味甘淡、寒凉、无毒，入心、肺、脾、肾。具有消烦止渴、解暑清热、利水下气、解酒毒之功。主治口疮喉痹、口干烦躁、暑热、血痢、小便不利、黄疸水肿、中暑内热。西瓜瓤含有多种氨基酸、葡萄糖、苹果酸、番茄素及维生素C等多种成分，可解暑祛热、消炎降压、利尿、降血压、减少胆固醇在动脉壁上的沉积。西瓜的汁液含丙氨酸、谷氨酸、精氨酸、苹果酸、磷酸、果糖、葡萄糖、蔗糖酶、甜菜碱、腺嘌呤、盐类（主要为钾盐）、番茄烃、维生素C以及钙、铁、磷、粗纤维等。据现代研究，西瓜所含的葡萄糖、盐类和蛋白酶有治疗肾炎和降低血压的作用。常吃西瓜还可使头发秀美稠密。

药用价值西瓜皮胜于西瓜，有解暑清热，止渴利尿作用。西瓜皮又称西瓜翠衣，性凉味甘，能清暑解热，止烦渴，利小便。适宜夏季暑热烦闷、口干烦渴、小便不利、口舌生疮，以及糖尿病者食用。

◎ 营养师健康提示

西瓜是生冷之品，吃多了易伤脾胃，所以，脾胃虚寒、消化不良、大便溏泄者少食为宜，多食则会腹胀、腹泻、食欲下降，还会积寒助湿，导致疾病。一次食入西瓜过多，西瓜中的大量水分会冲淡胃液，引起消化不良和胃肠道抵抗力下降。

◎ 选购

选购表皮光滑、形状好看、呈浅绿色

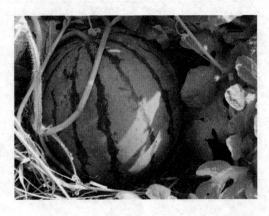

的，并且纹路明显、整齐，用手指轻轻弹拍，发出"咚、咚"的清脆声。若购买已切开的西瓜，就要选购果肉多汁、颜色浓红的。

◎适用量

每日200克。

◎总热量

25千卡（每100克可食用部分）。

西瓜营养成分（每100克可食用部分）

名称	含量	名称	含量
蛋白质	0.6克	脂肪	0.1克
碳水化合物	5.8克	胆固醇	–
膳食纤维	0.3克	维生素A	75微克
维生素B$_1$	0.02毫克	维生素B$_2$	0.03
烟酸	0.2毫克	维生素C	6毫克
维生素E	0.1毫克	钙	8毫克
磷	9毫克	钾	87毫克
钠	3.2毫克	镁	8毫克
铁	0.3毫克	锌	0.1毫克
硒	0.17微克	铜	0.05毫克
锰	0.05毫克		

⊙可降血压水果

橙子

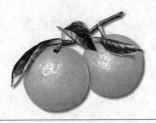

含有橙皮苷对血管具有明显的扩张作用，起到降压效果。

橙子是中国南方主要的水果之一，因色、香、味兼备，甜酸多汁，清香爽口，风味醇厚，维生素C含量高，营养丰富，深受人们喜爱。中国是橙子的原产地之一，已有4000多年的栽培历史。它的种类很多，如脐橙、血橙等，都非常美味。

◎降压功效

橙子含有丰富的钙、钾和维生素C，这三种营养素对降低和调节血压很有帮助。此外，橙子所含有的橙皮苷对周围血管具有明显的扩张作用，能起到降压效果。

◎其他功效

橙子含有丰富的橙皮苷、黄酮苷挥发油、柠檬烯，能降低血清胆固醇，改善主动脉粥样硬化病变，扩张冠状动脉，增强微血管韧性，防止血管破裂出血，并能促进呼吸道黏膜分泌增加，缓解支气管痉挛，有利于痰液的排出。

橙子中含有丰富的果胶、蛋白质、钙、磷、铁及维生素B_1、维生素B_2、维生素C等多种营养成分，尤其是维生素C的含量最高。中医认为：橙子有生津止渴、疏肝理气、通乳、消食开胃等功效，有很好的补益作用。现代医学研究认为：橙子中维生素C、胡萝卜素的含量高，比一般水果高出近10倍，能软化和保护血管、降低胆固醇和血脂，对皮肤干燥也很有效，非常适合在干燥的秋冬季节食用。橙子皮内含有的橙皮素还有健胃、祛痰、镇咳、止逆和止胃痛等功效，特别适合孕早期妇女食用。

橙子含有帮助皮肤愈合的胶原，它可以缓和刺激和给予皮肤活力。

◎营养师健康提示

橙子宜常吃但不宜多吃，过食或食用不当对人体反而有害处，有泌尿系结石的患者尤其不可多吃。

◎适用量

每日1~2个。

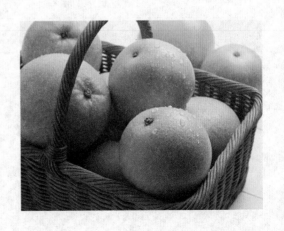

◎总热量

47千卡（每100克可食用部分）。

橙子营养成分（每100克可食用部分）

名称	含量	名称	含量
碳水化合物	11.1克	脂肪	0.2克
蛋白质	0.8克	纤维素	0.6克
维生素A	27.0微克	维生素C	33.0毫克
维生素E	0.56毫克	胡萝卜素	160.0微克
硫胺素	0.05毫克	核黄素	0.04毫克
烟酸	0.3毫克	胆固醇	—
镁	14.0毫克	钙	20.0毫克
铁	0.4毫克	锌	0.14毫克
铜	0.03毫克	锰	0.05毫克
钾	159.0毫克	磷	22.0毫克
钠	1.2毫克	硒	0.31微克

◎可降血压水果

柠檬

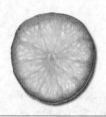

富含维生素C和维生素P，可预防和治疗高血压。

柠檬又名柠果、洋柠檬等，原产于马来西亚。其果实为黄色，呈椭圆形，汁多肉脆，芳香浓郁，但味道非常酸，因此一般不像其他水果一样鲜食。它的营养和药用价值很高，是最有药用价值的水果之一，对人体健康十分有益。因为含有丰富的柠檬酸，所以它还享有"柠檬酸仓库"的美誉。

◎降压功效

柠檬富含维生素C和维生素P，能增强血管弹性和韧性，可预防和治疗高血压和心肌梗死症状。

◎其他功效

柠檬中的柠檬酸和柠檬酸钾，能收缩、增固毛细血管，降低通透性，提高凝血功能及血小板数量，可以抑制钙盐结晶，而阻止肾结石形成，防治肾结石。

柠檬汁含有糖类、维生素C、维生素B_1、维生素B_2、烟酸、钙、磷、铁等营养成分。在烹饪中，能减少原料在烹饪过程中维生素C的损失。柠檬富有香气，能祛除肉类、水产的腥膻之气，并能使肉质更加细嫩。柠檬汁为常用饮品，也是上等调味品，常用于西式菜肴和面点的制作中。

柠檬汁极酸，具有很强的杀菌作用，内含大量柠檬酸盐，能抑制钙盐结晶，从而阻止肾结石形成。柠檬还能促进胃中蛋白分解酶的分泌，增加胃肠蠕动。柠檬还是美容的天然佳品，能防止和消除皮肤色素沉着，美白肌肤的作用。

◎营养师健康提示

餐后喝点用鲜柠檬泡的水，非常有益于消化。

酸度强的柠檬汁15分钟内能杀死海产品中所有细菌，因此很适合与海产品同吃。

因太酸而不宜鲜食。一般人都可食用，每次1/6个（1~2瓣）。胃溃疡、胃酸过多者不宜食用；龋齿、糖尿病患者忌食。

红茶中加入柠檬，强壮骨骼的效果

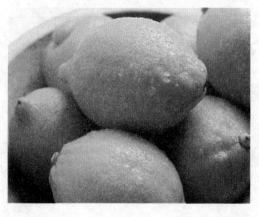

更强。

◎**适用量**

每日1~2瓣。

◎**总热量**

35千卡（每100克可食用部分）。

柠檬营养成分（每100克可食用部分）			
名称	含量	名称	含量
碳水化合物	6.2克	脂肪	1.2克
蛋白质	1.1克	纤维素	1.3克
维生素A	–	维生素C	22.0毫克
维生素E	1.14毫克	胡萝卜素	–
硫胺素	0.05毫克	核黄素	0.02毫克
烟酸	0.6毫克	胆固醇	–
镁	37.0毫克	钙	101.0毫克
铁	0.8毫克	锌	0.65毫克
铜	0.14毫克	锰	0.05毫克
钾	209.0毫克	磷	22.0毫克
钠	1.1毫克	硒	0.5微克

◎ 可降血压水果

柿子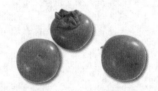

含有黄酮苷，可降低血压，软化血管，增加冠状动脉流量。

柿子又名米果、猴枣，外观扁圆。它的颜色由于品种的不同而不同，从浅橘黄色到深橘红色不等，味道甜腻可口，营养丰富，是人们比较喜欢食用的果品之一。不少人还喜欢在冬季吃冻柿子，更是别有一番滋味。在中国一些地方的民俗中，还有过年吃柿子的习俗，寓意"事事如意"。

◎ **降压功效**

柿子含有黄酮苷，可降低血压，软化血管，增加冠状动脉流量，且能活血消炎，有改善心血管功能、防治冠心病、心绞痛的作用。

◎ **其他功效**

柿子富含有机酸和鞣质、维生素及碘、水分、糖、维生素C、蛋白质、氨基酸、甘露醇，能帮助消化，增进食欲，治疗血痢和痔疮出血；可治疗因缺碘而导致的地方性甲状腺肿大，并能有效补充人体的养分及细胞内液。

◎ **典籍记载**

《名医别录》言"软熟柿解酒热毒，止口干，压胃间热"。

《本草经疏》言"鼻者肺之窍也，耳者肾之窍也，二脏有火上炎，则外窍闭而不通，得柿甘寒之气，俾火热下行，窍自清利矣"。

《随息居饮食谱》言"鲜柿，甘寒养肺胃之阴，宜于火燥津枯之体"。

《本草纲目》言"柿乃脾肺血分之果也，其味甘而气平，性涩而能收，故有健脾、涩肠、止咳、止血之功"。

◎ **营养师健康提示**

柿子尤其适合大便干结者、高血压患者、甲状腺疾病患者、长期饮酒者食用。

柿饼表面的柿霜是柿子的营养精华，千万不要丢弃。

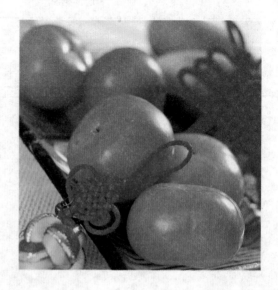

柿子含单宁，易与铁质结合起来，从而妨碍人体对食物中铁质的吸收，所以贫血患者应少吃为好。

柿子和螃蟹同属寒性食物，因而不宜同吃。

患有慢性胃炎、排空延缓、消化不良等胃动力功能低下者、胃大部切除术后不宜食柿子。

柿子含糖量较高，故糖尿病人不宜食用。

◎ 适用量

每日1个。

◎ 总热量

71千卡（每100克可食用部分）。

柿子营养成分（每100克可食用部分）

名称	含量	名称	含量
碳水化合物	18.5克	脂肪	0.1克
蛋白质	0.4克	纤维素	1.4克
维生素A	20.0微克	维生素C	30.0毫克
维生素E	1.12毫克	胡萝卜素	120.0微克
硫胺素	0.02毫克	核黄素	0.02毫克
烟酸	0.3毫克	胆固醇	－
镁	19.0毫克	钙	9.0毫克
铁	0.2毫克	锌	0.08毫克
铜	0.06毫克	锰	0.5毫克
钾	151.0毫克	磷	23.0毫克
钠	0.8毫克	硒	0.24微克

⊙ 可降血压水产品、肉类

鲫鱼

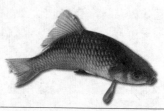

所含蛋白质质优、种类齐全，能防治动脉硬化、高血压。

鲫鱼属鲤形目鲤科鲫属的一种。身体似鲤，但体较扁而高；头小，眼大，无须；下咽齿一行，侧扁；背鳍基部较长，背鳍、臀鳍均具有带锯齿的粗壮硬刺，为广布、广适性的鱼类，遍及亚洲东部寒温带至亚热带的江河、湖泊、水库、池塘、稻田和水渠等水体，以水草丛生的浅水湖和池塘为多。鲫鱼对生态环境具有很强的适应能力，能耐低氧、冷寒，不论浅水、深水、流水、静水、清水、浊水，甚至污水都能适应生长。

◎ 降压功效

鲫鱼肉对防治动脉硬化、高血压和冠心病均有疗效，常吃鲫鱼不仅能健身，还能减少肥胖，有助于降血压和降血脂，使人延年益寿。

◎ 其他功效

鲫鱼所含的蛋白质质优、种类齐全，容易消化吸收，是肾病患者、糖尿病患者和糖尿病并发心脑血管疾病患者的良好蛋白质来源。经常食用，可补充营养，增强抗病能力。鲫鱼有健脾利湿、和中开胃、活血通络、温中下气之功效。对脾胃虚弱、水肿、溃疡、气管炎、哮喘、糖尿病

患者有很好的滋补食疗作用。现代医学研究发现，增强糖尿病患者的机体免疫力，有助于控制血糖及降低糖尿病并发心脑血管疾病的发病率。《本草纲目》载："合小豆煮汁服，消水肿；炙油涂，主妇人阴疮诸疮，杀虫止痛；酿五倍子煅研，治下血；酿茗叶煨服，治消渴；酿胡蒜煨研饮服，治膈气。"

◎ 营养师健康提示

一般人均可食用，尤其适合糖尿病患者及体虚者食用。

◎ 选购

要选择无腥臭味、鳞片完整的鲫鱼。

◎ 适用量

每餐约50克。

◎ 总热量

91千卡（每100克可食用部分）。

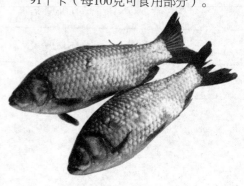

鲫鱼营养成分（每100克可食用部分）

名称	含量	名称	含量
脂肪	1.3克	蛋白质	17.4克
碳水化合物	61.6克	维生素A	32微克
维生素B$_1$	0.04毫克	维生素B$_2$	0.07毫克
维生素B$_6$	0.11毫克	维生素B$_{12}$	5.5微克
维生素C	1毫克	维生素D	4微克
维生素E	0.68毫克	维生素P	—
维生素K	—	胡萝卜素	—
叶酸	14微克	泛酸	0.69毫克
烟酸	2.5毫克	胆固醇	130毫克
膳食纤维	—	钙	79毫克
铁	1.2毫克	磷	193毫克
钾	290毫克	钠	70.8毫克
铜	0.08毫克	镁	41毫克
锌	2.75毫克	硒	14.3微克

⊙ 可降血压水产品、肉类

草鱼

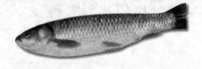

含有丰富的不饱和脂肪酸，有利于血液循环。

草鱼俗称鲩鱼、混子，与青鱼、鳊鱼、鲢鱼并称中国四大淡水鱼，广泛分布于中国除新疆和青藏高原以外的广东至东北的平原地区，为中国特有鱼类，并以其独特的食性和觅食手段，被当做拓荒者而移植至世界各地。它是淡水鱼中的上品，肉质肥嫩，味道鲜美，除含有丰富的蛋白质、脂肪外，还含有核酸和锌，有增强体质、延缓衰老的作用。

◎ **降压功效**

草鱼含有丰富的不饱和脂肪酸，对血液循环有利，是心血管病人的良好食物。

◎ **其他功效**

草鱼含有丰富的硒元素，经常食用有抗衰老、养颜的功效，而且对肿瘤也有一定的防治作用。

对于身体瘦弱、食欲不振的人来说，草鱼肉嫩而不腻，可以开胃、滋补。

草鱼味甘性温，有平肝、祛风、治痹、暖胃、中平肝、祛风等功能，是温中补虚的养生食品。可以开胃、滋补，有增强体质、延缓衰老的作用，多食草鱼可以预防乳腺癌。

动物实验表明，草鱼胆有明显降压、祛痰及轻度镇咳的作用。草鱼胆虽可治病，但胆汁有毒，食用须慎重。

◎ **营养师健康提示**

鱼肉质细，纤维短，极易破碎，切鱼时应将鱼皮朝下，刀口斜入，最好顺着鱼刺，切起来更干净利落，鱼的表皮有一层黏液非常滑，所以切起来不太容易，若在切鱼时，将手放在盐水中浸泡一会儿，切起来就不会打滑了。

青鱼和草鱼的体形非常相似，二者的区别主要在于：青鱼的背部及两侧上半部呈乌黑色，腹部青灰色，各鳍均为灰黑色；草鱼呈茶黄色，腹部灰白，胸、腹鳍带灰黄色，其余各鳍颜色较淡。

一般人群均可食用，尤其适合虚劳、

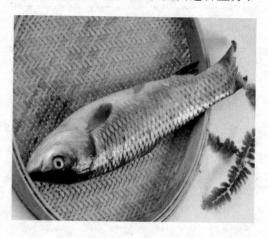

风虚头痛、肝阳上亢高血压、头痛、久 疟、心血管患者食用。

◎**适用量**

每周1次，每人每次50克。草鱼若吃得

太多，可能诱发各种疮疥。

◎**总热量**

113千卡（每100克可食用部分）。

草鱼营养成分（每100克可食用部分）

名称	含量	名称	含量
碳水化合物	—	脂肪	5.2克
蛋白质	16.6克	纤维素	—
维生素A	11.0微克	维生素C	—
维生素E	2.03毫克	胡萝卜素	—
硫胺素	0.04毫克	核黄素	0.11毫克
烟酸	2.8毫克	胆固醇	86.0毫克
镁	31.0毫克	钙	38.0毫克
铁	0.8毫克	锌	0.87毫克
铜	0.05毫克	锰	0.05毫克
钾	312.0毫克	磷	203.0毫克
钠	46.0毫克	硒	6.66微克

⊙ 可降血压水产品、肉类

海蜇

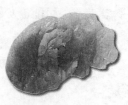

含有类似于乙酰胆碱的物质，能扩张血管，降低血压。

海蜇又名水母、白皮子，犹如一顶降落伞，也像一个白蘑菇。形如蘑菇头的部分就是"海蜇皮"；伞盖下像蘑菇柄一样的口腔与触须便是"海蜇头"。海蜇皮是一层胶质物，营养价值较高；海蜇头稍硬，营养胶质与海蜇皮相近。中国是最早食用海蜇的国家，晋代张华所著的《博物志》中就有食用海蜇的记载。海蜇如今已成宴席上的佳肴。

◎**降压功效**

海蜇含有类似于乙酰胆碱的物质，能扩张血管，降低血压。

◎**其他功效**

海蜇富含碘，可治疗因缺碘而导致的地方性甲状腺肿大；海蜇中的甘露聚糖及胶质可防治动脉粥样硬化。

海蜇含有人体需要的多种营养成分，尤其含有人们饮食中所缺的碘，是一种重要的营养食品。

所含的甘露多糖胶质对防治动脉粥样硬化有一定功效。

海蜇能软坚散结、行淤化积、清热化痰，对气管炎、哮喘、胃溃疡、风湿性关节炎等疾病有益，并有防治肿瘤的作用；

从事理发、纺织、粮食加工等与尘埃接触较多的工作人员常吃海蜇，可以去尘积、清肠胃，保障身体健康。

◎**营养师健康提示**

海蜇尤其适合中老年支气管炎咳嗽痰多黏稠、高血压、头昏脑涨、烦热口渴、大便秘结、酒醉后烦渴等人食用，也适合甲状腺肿瘤患者食用。用凉拌海蜇时应适当放些醋，否则会使海蜇"走味"。

◎**选购**

优质海蜇头呈黄色或棕黄色，有光泽；肉质完整、坚实并富有韧性，边缘无杂质，肉质无异味，口感脆嫩。劣质海蜇头呈茶褐色，无光泽；边缘有杂质，肉质

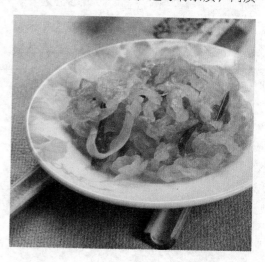

松软，不具韧性，食时无脆嫩感。检查海蜇头是否变质的方法是，用两个手指头把海蜇头取起，如果易破裂，肉质发酥，色泽发紫黑色，说明坏了，不能食用。优质的海蜇皮应是白色或黄色，有光泽，无红衣、红斑和泥沙。

◎ 适用量

每餐约40克。

◎ 总热量

33千卡（每100克可食用部分）。

海蜇营养成分（每100克可食用部分）

名称	含量	名称	含量
碳水化合物	3.8克	脂肪	0.3克
蛋白质	3.7克	纤维素	－
维生素A	－	维生素C	
维生素E	2.13毫克	胡萝卜素	－
硫胺素	0.03毫克	核黄素	0.05毫克
烟酸	0.2毫克	胆固醇	8.0毫克
镁	124.0毫克	钙	150.0毫克
铁	4.8毫克	锌	0.55毫克
铜	0.12毫克	锰	0.44毫克
钾	160.0毫克	磷	30.0毫克
钠	325.0毫克	硒	15.54微克

⊙ 可降血压水产品、肉类

虾

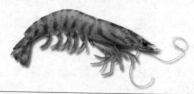

富含镁，对心脏活动具有调节作用，能保护心血管系统。

虾主要分为淡水虾和海水虾。我们常见的青虾、河虾、草虾、小龙虾等都是淡水虾；对虾、明虾、基围虾、琵琶虾、龙虾等都是海水虾。虾含有20％的蛋白质，是蛋白质含量很高的食品之一，是鱼、蛋、奶的几倍甚至几十倍。虾类含有甘氨酸，这种氨基酸的含量越高，虾的甜味就越高。虾和鱼肉、畜肉相比，脂肪含量更少，并且几乎不含作为能量来源的动物性糖质。此外，虾还含有丰富的钾、碘、镁、磷等微量元素和维生素Λ等。应注意的是，虾头部位的胆固醇含量较高。

◎ 降压功效

虾中含有丰富的镁，镁对心脏活动具有重要的调节作用，能很好地保护心血管系统，可减少血液中胆固醇含量，防止动脉硬化，同时还能扩张冠状动脉，有利于预防高血压及心肌梗死。

◎ 其他功效

虾中含有丰富的微量元素锌，可改善人体因缺锌所引起的味觉障碍、生长障碍、皮肤不适，以及精子畸形等病症。

虾中含有的镁对心脏活动具有重要的调节作用，能很好地保护心血管系统。它可降低血清胆固醇，防止动脉硬化，同时还能扩张冠状动脉，有利于预防高血压及心肌梗死。

◎ 营养师健康提示

虾忌与某些水果同吃。虾含有比较丰富的蛋白质和钙等营养物质，如果把它们与含有鞣酸的水果，如葡萄、石榴、山楂、柿子等同食，不仅会降低蛋白质的营养价值，而且鞣酸和钙酸结合形成鞣酸钙后会刺激肠胃，引起人体不适，出现呕吐、头晕、恶心和腹痛、腹泻等症状。海鲜与这些水果同吃，至少应间隔2小时。

虾皮中含有丰富的钙，还含有一种被称为甲壳质的动物性纤维，它是多糖的一种，不能被人体消化吸收，经过化学处理后将其

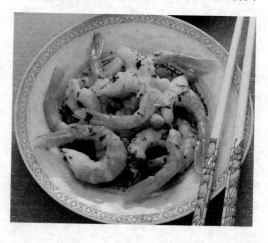

溶解在水中可制成健康食品壳聚糖。

食用海虾时，最好不要饮用大量啤酒，否则会产生过多的尿酸，从而引发痛风。吃海虾应配以干白葡萄酒，因为干白中的果酸具有杀菌和去腥的作用。

海虾属于寒凉阴性食品，故在食用时最好与姜、醋等作料共同食用。因为姜性热，与海虾放在一起可以寒热中和，防止身体不适；而醋对于海虾中残留的有害细菌也起到一定的杀菌作用。

虾背上的虾线，是虾未排泄完的废物，吃到嘴里会有泥腥味，影响食欲，所以应去掉。腐坏变质的虾不可食，色发红、身软、掉头的虾不新鲜，尽量不吃。

◎适用量

每日50~100克。

◎总热量

79千卡（每100克可食用部分）。

虾营养成分 （每100克可食用部分）

名称	含量	名称	含量
蛋白质	16.8克	脂肪	0.6克
碳水化合物	1.5克	胆固醇	117毫克
膳食纤维	–	维生素A	–
胡萝卜素	–	维生素B_1	0.01毫克
维生素B_2	0.05毫克	烟酸	1.9微克
维生素C	–	维生素E	2.79毫克
钙	146毫克	磷	196毫克
钾	228毫克	钠	302.2毫克
镁	46毫克	铁	3毫克
锌	1.14毫克	硒	56.41微克
铜	0.44毫克	锰	0.11毫克

⊙ 可降血压水产品、肉类

紫菜

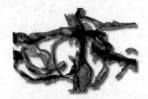

所含食物纤维卟啉，可以促进排钠，预防高血压。

早在1400多年前，中国北魏《齐民要术》中就已提到"吴都海边诸山，悉生紫菜"，以及紫菜的食用方法等。紫菜养殖历史很悠久。日本渔民可能在17世纪上半叶已用竹枝和树枝采集自然苗，并进而用竹帘和天然纤维水平网帘进行养殖。长期以来紫菜苗只能依赖天然生长，来源有限，故养殖活动的规模不大。1949年英国K.M.德鲁首先发现紫菜一生中很重要的果孢子生长时期是在贝壳中度过的，这为研究天然苗的来源开辟了道路。接着，日本黑木宗尚和中国曾呈奎分别于1953年和1955年揭示了紫菜生活史的全过程，为人工育苗打下了理论基础。此后，紫菜养殖才进入全人工化生产时期，产量开始得到大幅度提高。

◎降压功效

紫菜中含有食物纤维卟啉，可以促进排钠，预防高血压。在众多食物当中，紫菜含镁最高，每100克含460毫克，居诸品之首，被誉为"镁元素的宝库"。因此，非常适合高血压患者食用。紫菜不含胆固醇，且脂肪含量很低，最适合中老年人食用。

◎其他功效

营养丰富，含碘量很高，可用于治疗因缺碘引起的甲状腺肿大，紫菜有软坚散结功能，对其他郁结积块也有用途。

紫菜富含胆碱和钙、铁，能增强记忆、治疗妇幼贫血，促进骨骼、牙齿的生长和保健；紫菜含有一定量的甘露醇，可作为治疗水肿的辅助食品。

紫菜所含的多糖具有明显增强细胞免疫和体液免疫功能，可促进淋巴细胞转化，提高机体的免疫力；可显著降低血清胆固醇的总含量。

紫菜的有效成分对艾氏癌的抑制率达53.2%，有助于脑肿瘤、乳腺癌、甲状腺癌、恶性淋巴瘤等肿瘤的防治。

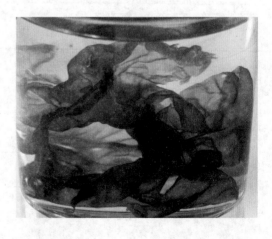

◎营养师健康提示

若凉水浸泡后的紫菜呈蓝紫色，说明该菜在包装前已被有毒物所污染，这种紫菜对人体有害，不能食用。

紫菜是海产食品，容易返潮变质，应将其装入黑色食品袋置于低温干燥处，或放入冰箱中，可保持其味道和营养。

◎选购

选购紫菜时，以深紫色、薄而有光泽的为佳。

◎总热量

207千卡（每100克可食用部分）。

紫菜营养成分 （每100克可食用部分）

名称	含量	名称	含量
蛋白质	26.7克	脂肪	1.1克
碳水化合物	44.1克	胆固醇	—
膳食纤维	21.6克	维生素A	228微克
胡萝卜素	1370微克	维生素B$_1$	0.27毫克
维生素B$_2$	1.02毫克	烟酸	7.3微克
维生素C	2毫克	维生素E	1.8毫克
钙	264毫克	磷	350毫克
钾	1796毫克	钠	710.5毫克
镁	460毫克	铁	54.9毫克
锌	2.47毫克	硒	7.22微克
铜	1.68毫克	锰	4.32毫克

⊙ 可降血压水产品、肉类

海带

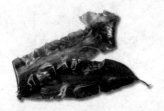

含有丰富的钙，钙可降低人体对胆固醇的吸收，降低血压。

海带又名昆布。在古代，它被沿海地区视为珍品进贡给朝廷，而其"长寿菜"的美名流传至今。海带是一种含碘量很高的海藻。养殖海带一般含碘3‰~5‰，多可达7‰~10‰。从中提制得的碘和褐藻酸，广泛应用于医药、食品和化工。碘是人体必须的元素之一，缺碘会患甲状腺肿大，多食海带能防治此病，还能预防动脉硬化，降低胆固醇与脂的积聚。

◎降压功效

海带中钙的含量极为丰富，钙可降低人体对胆固醇的吸收，并且降低血压。海带还含有丰富的钾，钾有平衡钠摄入过多的作用，并有扩张外周血管作用。因此，海带对防治高血压有很好的食疗作用。

◎其他功效

海带中含有大量不饱和脂肪酸和膳食纤维，能清除血液中的胆固醇，保护血管。

海带中碘含量高，可以促进甲状腺激素合成，防治甲状腺亢进症；碘还可以刺激垂体，使女性体内雌激素水平降低，保护卵巢、子宫功能，及消除乳腺病变隐患。

海带还可以清理身体吸收的反射性物质，减少反射性疾病发生的可能。

◎营养师健康提示

由于污染，海带中可能含有有毒物质砷，所以烹制前应先用清水漂洗后浸泡2~3小时，中间换水1~2次，使海带中的砷含量符合食品卫生标准。但不要浸泡时间过长，最多不超过6小时，以免水溶性营养物质损失过多。

吃海带后不要马上喝茶，也不要立刻吃酸涩的水果，因为海带中含有丰富的铁，鞣酸及植物酸都会阻碍铁的吸收。

◎选购

选择干海带时，首先看其表面是否附有白色粉末状物质，因为海带是含碘最高的食品，另外，海带中还含有一种贵重的营养药品——甘露醇。碘和甘露醇尤其是

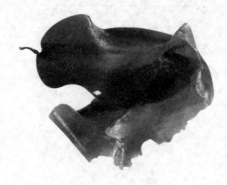

甘露醇呈白色粉末状附在海带表面，不要将此粉末当做已霉变的劣质海带，没有任何白色粉末的海带反而质量较差。其次，观察海带以叶宽厚、色浓绿或紫中微黄、无枯黄叶者为上品。另外，海带经加工捆绑后应选择无泥沙杂质，整洁干净无霉变，且手感不黏为佳。

◎ 适用量

每日15~20克。

◎ 总热量

12千卡（每100克可食用部分）。

海带营养成分（每100克可食用部分）

名称	含量	名称	含量
蛋白质	1.2克	脂肪	0.1克
碳水化合物	2.1克	胆固醇	—
膳食纤维	0.5克	维生素B$_1$	0.02毫克
维生素B$_2$	0.15毫克	烟酸	1.3毫克
维生素E	1.85毫克	钙	46毫克
磷	22毫克	钾	246毫克
钠	8.6毫克	镁	25毫克
铁	0.9毫克	锌	0.16毫克
硒	9.54微克	锰	0.07毫克

⊙可降血压水产品、肉类

牡蛎

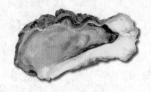

所含氨基乙磺酸可降低血胆固醇浓度，可预防动脉硬化。

牡蛎俗称蚝，又名蛎黄、蚝白、海蛎子，是含锌量最多的天然食品之一，欧洲人称其为"海洋的牛奶"，日本人则称其为"根之源"，在中国则有"南方之牡蛎，北方之熊掌"之说。

◎降压功效

牡蛎富含维生素、矿物质及多种微量元素，特别是牛磺酸能够降低人体血压和血清胆固醇。牡蛎中的氨基乙磺酸又有降低血胆固醇浓度的作用，因此，食牡蛎可预防动脉硬化。

◎其他功效

牡蛎富含核酸，核酸在蛋白质合成中起着重要作用，因而常吃牡蛎能延缓皮肤老化，减少皱纹的形成。随着年龄的增长，人体合成核酸的能力逐渐降低，只能从食物中摄取。所以，牡蛎能"细肌肤，美容颜"、降血压和滋阴养血、健身壮体等多种作用，因而被视为美味海珍和健美强身食物。

《神农本草经》中记载"（牡蛎）久服，强骨节，杀邪气，延年"。牡蛎中钙含量接近牛奶，铁含量为牛奶的21倍，食用后有助于骨骼生长，尤其对老年男性非常有利。

牡蛎中所含的硒可以调节神经、稳定情绪。经常失眠的人，晚饭可以吃牡蛎炖百合，能够治疗失眠。此外，将牡蛎炖出汤，将3~5克阿胶汁溶入，打一个鸡蛋黄，放1~3克黄连，可以治顽固性失眠。

牡蛎成分中含有可以除去自由基的谷胱甘肽，其含量是小肠细胞的4.6倍，是肝脏等其他器官的2倍以上。其中含18种氨基酸、肝糖原、B族维生素、牛磺酸和钙、磷、铁、锌等营养成分，常吃可以提高机体免疫力，有助于抗癌。

牡蛎所含的牛磺酸、DHA、EPA是智力发育所需的重要营养素。糖元是人体内能量的储备形式，能提高人的体力和脑力的活动效率。另外药理学试验研究表明，运用牡蛎肉及蛎壳增加体内的含锌量，可

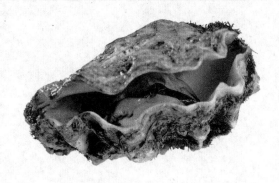

提高机体的锌镉比值，有利于改善和防治高血压，起到护脑、健脑的作用。

◎营养师健康提示

从冬至到次年清明，牡蛎肉最肥美，特别是春节前后的繁殖期，是吃牡蛎的最佳时节。

一般人群均可食用，尤其适宜糖尿病、干燥综合征、高血压、动脉硬化、高血脂患者食用，也适合体质虚弱儿童、肺门淋巴结核、颈淋巴结核、瘰疬、阴虚烦热失眠、心神不安、癌症患者及放疗、化疗后食用。

◎适用量

每日30~50克。

◎总热量

73千卡（每100克可食用部分）。

牡蛎营养成分（每100克可食用部分）

名称	含量	名称	含量
碳水化合物	8.2克	脂肪	2.1克
蛋白质	5.3克	纤维素	–
维生素A	27.0微克	维生素C	–
维生素E	0.81毫克	胡萝卜素	–
硫胺素	0.01毫克	核黄素	0.13毫克
烟酸	1.4毫克	胆固醇	100.0毫克
镁	65.0毫克	钙	131.0毫克
铁	7.1毫克	锌	9.39毫克
铜	8.13毫克	锰	0.85毫克
钾	200.0毫克	磷	115.0毫克
钠	462.1毫克	硒	86.64微克

⊙ 可降血压水产品、肉类

乌鸡

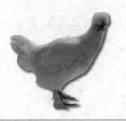

所含微量元素，对于抑制和改善高血压症状有很好的作用。

乌鸡又名乌骨鸡、药鸡，源自于江西省的泰和县武山，已有超过2000年的饲养历史。它不仅喙、眼、脚是乌黑的，而且皮肤、肌肉、骨头和大部分内脏也都是乌黑的。由于饲养的环境不同，乌鸡的特征也有所不同，有白羽黑骨，黑羽黑骨，黑骨黑肉，白肉黑骨等。乌鸡羽毛的颜色也随着饲养方式不同变得多样。除了原本的白色，现在则有黑、蓝、暗黄、灰，以及棕色。从营养价值上看，乌鸡的营养远远高于普通鸡，吃起来的口感也非常细嫩。至于药用和食疗作用，更是普通鸡所不能相比的，故被人们称为"名贵食疗珍禽"。

◎ 降压功效

乌鸡在营养学上的最大特点是：它的皮、肉、骨头、血和蛋，都含有DHA（二十二碳六烯酸）、EPA（二十碳五烯酸）和维生素。因此，对于抑制和改善高血压症状有很好的作用。

乌鸡有10种氨基酸，其蛋白质、维生素B_2、烟酸、维生素E、磷、铁、钾、钠的含量更高，而胆固醇和脂肪含量则很少，难怪人们称乌鸡是"黑了心的宝贝"；所以，乌鸡是补虚劳、养身体的上好佳品。

食用乌鸡可以提高生理机能、延缓衰老、强筋健骨。对防治骨质疏松、佝偻病、妇女缺铁性贫血症等有明显功效。

《本草纲目》认为乌鸡有补虚劳羸弱，制消渴，益产妇，治妇人崩中带下及一些虚损诸病的功用。

◎ 其他功效

乌鸡富含维生素A，可保护皮肤，改善视力，防癌；铁元素可改善缺铁性贫血；蛋白质、不饱和脂肪酸是老年人、心血管病人、肥胖者及糖尿病人的滋补佳品；肌肤可抗氧化，提高肌肉力量，减轻老化、糖尿病的影响。

◎ 营养师健康提示

乌鸡一般人都可以食用，尤其适合一切体虚血亏、肝肾不足、脾胃不健的

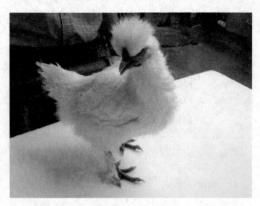

人食用。

　　将乌鸡连骨砸碎熬汤，滋补效果最佳。炖煮时不要用高压锅，使用沙锅文火慢炖最好。

◎适用量

每日100克。

◎总热量

111千卡（每100克可食用部分）。

乌鸡营养成分（每100克可食用部分）

名称	含量	名称	含量
碳水化合物	0.3克	脂肪	2.3克
蛋白质	22.3克	纤维素	－
维生素A	－	维生素C	－
维生素E	1.77毫克	胡萝卜素	－
硫胺素	0.02毫克	核黄素	0.2毫克
烟酸	7.1毫克	胆固醇	106.0毫克
镁	51.0毫克	钙	17.0毫克
铁	2.3毫克	锌	1.6毫克
铜	0.26毫克	锰	0.05毫克
钾	323.0毫克	磷	210.0毫克
钠	64.0毫克	硒	7.73微克

⊙可降血压水产品、肉类

鹌鹑

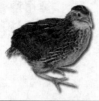

含有芦丁等物质，是心血管病患者的理想滋补品。

鹌鹑，古代称"鹑鸟""宛鹑""奔鹑"。其肉性平味甘，鲜美细嫩，营养丰富，含脂肪少，食不腻人，从古至今均被视为野味上品，有"动物人参"的美誉。

◎降压功效

鹌鹑肉是典型的高蛋白、低脂肪、低胆固醇食物。鹌鹑蛋还含有能降血压的芦丁等物质，因此，鹌鹑蛋也是心血管病患者的理想滋补品。

◎其他功效

鹌鹑富含卵磷脂、维生素和蛋白质，可健脑、补益五脏，特别适合中老年人以及高血压、肥胖症患者食用。

鹌鹑富含蛋白质，每100克鹌鹑肉中含蛋白质高达22.2克，高于所有的日常肉类食物，还含有多种维生素、无机盐、卵磷脂、激素和多种人体必需的氨基酸，且容易被消化吸收，在众多肉类补品中补益之力颇为突出，是一种典型的高蛋白、低脂肪、低胆固醇食物，也是一种理想的营养防癌食物。适合年老体衰、动脉硬化、消化不良、肥胖症及高血压患者经常食用。

◎营养师健康提示

鹌鹑一般人都可以食用，是老幼病弱者的上佳补品，尤其适宜营养不良、体虚乏力、贫血头晕之人食用；也适合高血压、血管硬化、结核病、胃病、神经衰弱、支气管哮喘、皮肤过敏、小儿疳积、肾炎浮肿泻痢等患者食用。鹌鹑蛋的营养价值不亚于鸡蛋，丰富的蛋白质、脑磷脂、卵磷脂、赖氨酸、胱氨酸、维生素A、维生素B_2、维生素B_1、铁、磷、钙等营养物质，可补气益血，强筋壮骨。

鹌鹑蛋中氨基酸种类齐全，含量丰富，还有高质量的多种磷脂、激素等人体必需成分，铁、核黄素、维生素A的含量均比同量鸡蛋高出两倍左右，而胆固醇则较鸡蛋低约三分之一，所以是各种虚弱病者、老人、儿童及孕妇的理想滋补食品。

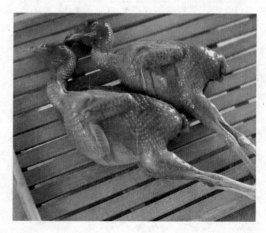

◎适用量

每次半只（约80~100克）；鹌鹑蛋，每天2~3个。

◎总热量

110千卡（每100克可食用部分）。

鹌鹑营养成分（每100克可食用部分）

名称	含量	名称	含量
碳水化合物	0.2克	脂肪	3.1克
蛋白质	20.2克	纤维素	—
维生素A	40.0微克	维生素C	—
维生素E	0.44毫克	胡萝卜素	—
硫胺素	0.04毫克	核黄素	0.32毫克
烟酸	6.3毫克	胆固醇	157.0毫克
镁	20.0毫克	钙	48.0毫克
铁	2.3毫克	锌	1.19毫克
铜	0.1毫克	锰	0.08毫克
钾	204.0毫克	磷	179.0毫克
钠	48.4毫克	硒	11.67微克

⊙ 可降血压水产品、肉类

海参

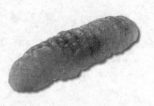

含有海参皂苷，可直接作用于血管而起到降压作用。

海参又名刺参、海鼠、海黄瓜，是一种名贵的海产动物，因补益作用类似人参而得名。《临海水土异物志》中对海参就有所记载，不过那时人们还没有认识到海参的价值，给它起了个很俗气的名字——土肉。海参肉质软嫩，营养丰富，滋味腴美，风味高雅，是久负盛名的名馔佳肴，是海味"八珍"之一，与燕窝、鲍鱼、鱼翅齐名。

◎ 降压功效

海参含有海参皂苷，可直接作用于血管而起到降压作用；海参中的牛磺酸有加强对交感神经的抑制作用，亦可以降压；海参多糖、多肽有修复血管内膜，调节血管张力的作用，同样有降压的效果。因此，海参是高血压患者非常好的食补品。

◎ 其他功效

海参多糖，可降低血黏度及血浆黏度，调节血脂，改善微循环；其微量元素、酸性黏多糖和海参皂甙可激活胰岛B细胞活性，平抑高浓度血糖；富含海参毒素、钼、硒，能抑制癌细胞，增加抗癌活性。

海参能消除疲劳，提高人体免疫力，增强人体抵抗疾病的能力。因此，非常适合经常处于疲劳状态的中年人，易感冒、体质虚弱的老年人等亚健康人群食用。

◎ 典籍记载

海参成为养生食品源远流长。明代出版的《食物本草》就指出海参有主补元气、滋益五脏六腑和祛虚损的养生功能。

清代《本草从新》、《本草纲目拾遗》等中药典籍则将海参列为补益药物。根据吴仪洛、赵学敏等概括：海参性温味甘咸，入心肾经。有生百脉血、补肾益精、壮阳疗萎、除劳祛症、滋阴利水、补正软坚和通肠润燥等多种功能。

清代名医叶天士、吴鞠通以治温病为专长，对阳阴温病以加味海参的新加黄龙汤主治，突出了海参补液和通络作用。

与此同时，在诸如《不药良方》《食物宜忌》《五杂俎》和《随息居饮食谱》

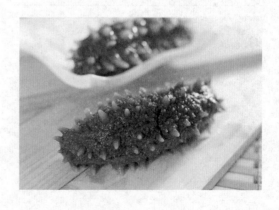

等养生古籍中，海参又被推崇为养生佳品。《五杂俎》中的有关海参因"其性温补，足敌人参"而得名一说，就足以反映海参的品性和品第。

《中医大辞典》中称"补肾益精、养血润燥，治经血亏损、虚弱痨祛、阳萎梦遗"。

◎营养师健康提示

海参一般人都能食用，尤其适宜气血不足、营养不良及高血压、高血脂、冠心病、动脉硬化、产后、病后精血亏损、肾阳不足、阳痿遗精、手术后、肝炎、肾炎、糖尿病、癌症等患者食用。

◎适用量

水发海参每日50~100克。

◎总热量

78千卡（每100克可食用部分）。

海参营养成分（每100克可食用部分）

名称	含量	名称	含量
碳水化合物	2.5克	脂肪	0.2克
蛋白质	16.5克	纤维素	－
维生素A	－	维生素C	－
维生素E	3.14毫克	胡萝卜素	－
硫胺素	0.03毫克	核黄素	0.04毫克
烟酸	0.1毫克	胆固醇	51.0毫克
镁	149.0毫克	钙	285.0毫克
铁	13.2毫克	锌	0.63毫克
铜	0.05毫克	锰	0.76毫克
钾	43.0毫克	磷	28.0毫克
钠	502.9毫克	硒	63.93微克

⊙ 可降血压水产品、肉类

兔肉

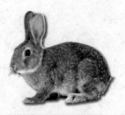

吃兔肉可以阻止血栓的形成，并且对血管壁有保护作用。

民谚云：飞禽莫如鸪，走兽莫如兔。兔肉营养丰富，肉质细嫩，味道鲜美，易于消化，不但蛋白质含量高，而且所含的赖氨酸与色氨酸也比其他肉类高。其磷脂含量高、胆固醇含量低，能健脑，食后不易肥胖，所以深受人们的喜爱。目前中国的家兔品种主要是中国白兔、日本大耳白兔、青紫蓝兔、新西兰兔等。家兔的养殖以千家万户散养为主。中国兔肉的加工由20世纪50年代的几百吨发展到20世纪90年代的几万吨，居世界兔肉贸易量的首位。

◎降压功效

兔肉属于高蛋白、低脂肪、低胆固醇的肉类，含蛋白质高达70％，比一般肉类都高，但脂肪和胆固醇含量却低于所有的肉类，故它有"肉中之素"的雅名。对于高血压患者来说，吃兔肉可以阻止血栓的形成，并且对血管壁有明显的保护作用。

◎其他功效

兔肉中含有人体不能合成的8种必需氨基酸，是完全蛋白质，可维持健康和促进生长。其中，兔肉中含赖氨酸高于其他肉类，在植物性食物中则缺乏赖氨酸。

兔肉矿物质含量丰富，钙的含量尤其高，是病人的天然补钙食品。

兔肉烟酸含量高。人体如缺乏烟酸，会使皮肤粗糙，易发生皮炎，常吃兔肉可预防中老年人面部色斑沉着，有养颜之功效。

兔肉胆固醇含量低、磷脂含量高。血液中磷脂高、胆固醇低时，胆固醇沉积在血管中的可能性就减小。因此，兔肉是高血压、肥胖症、动脉硬化和糖尿病患者最理想的肉食品。

兔肉的脂肪含量低，特别适合肥胖型糖尿病患者食用。

兔肉肌纤维细嫩，容易消化吸收，其消化率高于其他肉类。

◎营养师健康提示

兔肉是肥胖症、慢性胃炎、胃溃疡、十二指肠溃疡、结肠炎等患者比较理想的肉食。但是兔肉不宜与芹菜同食，否则易伤头发。

◎选购

优质鲜兔肉肌肉有光泽、红色且色泽均匀，脂肪洁白或呈黄色；劣质兔肉肌肉色泽稍暗，用刀切开的截面尚有光泽，但脂肪则缺乏光泽。

◎适用量

每次约80克。

◎总热量

102千卡（每100克可食用部分）。

兔肉营养成分（每100克可食用部分）

名称	含量	名称	含量
脂肪	2.2克	蛋白质	19.7克
碳水化合物	0.9克	维生素A	212微克
维生素B_1	0.11毫克	维生素B_2	0.1毫克
维生素B_6	–	维生素B_{12}	2.68微克
维生素C	–	维生素D	188微克
维生素E	0.42毫克	生物素	6微克
维生素P	–	维生素K	–
胡萝卜素	–	叶酸	–
泛酸	–	烟酸	5.8毫克
胆固醇	130毫克	膳食纤维	–
钙	12毫克	铁	2毫克
磷	165毫克	钾	284毫克
钠	45.1毫克	铜	0.12毫克
镁	15毫克	锌	1.3毫克
硒	10.9微克		

⊙ 可降血压水产品、肉类

牛肉

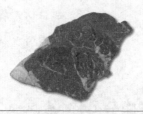

牛肉蛋白质所含的人体必需氨基酸较多，可适量食用。

牛肉是人类需求量第二大的肉类食品，仅次于猪肉，为肉类中营养价值排名第一的健康食品。

◎ **降压功效**

牛肉蛋白质所含的必需氨基酸较多，氨基酸组成比猪肉更接近人体需要，能提高机体抗病能力，而且含脂肪和胆固醇较猪肉低。因此，适量食用有益健康。

◎ **其他功效**

牛肉性温味甘，可用于补胃、壮腰脚、止消渴、益气血、强筋骨、消水肿。牛肉属温补肉食，不上火，是滋补养生的健康食品，是患慢性腹泻、脱肛、面浮足肿等症时的最佳食品。病后体弱、血气两亏者，经常进食牛肉有助于尽快恢复健康。现代医学发现牛肉含蛋白质、脂肪、维生素A、B族维生素、维生素D、钙、磷、铁、铜、锌等。

◎ **营养师健康提示**

牛肉为温燥食物，感冒发烧或感染性疾病发热者勿食；牛肉中含中等量的胆固醇，凡高脂血症，尤其是高胆固醇血症患者，不宜多食。

民间认为牛肉是发物食品，患有湿疹、疮毒、瘙痒等皮肤病者，勿食为好；肝炎、肾炎患者应少食。患疯牛病的牛肉不能食用。

◎ **选购**

新鲜牛肉有光泽，肌肉红色均匀；肉的表面微干或湿润，不黏手；肉质有弹性，指压后的痕迹立即消失；嗅之有鲜牛肉的正常气味。炒、爆、余牛肉等，可选购外脊和里脊部位的嫩牛肉；如想酱、烧、卤牛肉，可选购肉质较老的牛肉，包括腱子肉和尾根肉等；如用以制作肉馅或炖汤，可选购肥瘦兼备的脖子和脯腹等处的牛肉。

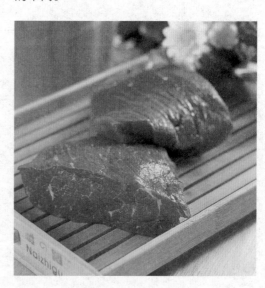

◎适用量

牛肉过多食用不利于健康，因此一周一次即可，每次80克。

◎总热量

125千卡（每100克可食用部分）。

牛肉营养成分（每100克可食用部分）

名称	含量	名称	含量
蛋白质	19.9克	脂肪	4.2克
碳水化合物	2.0克	维生素A	7毫克RE
钙	23毫克	水分	72.8克
胡萝卜素	–	磷	168毫克
钾	216毫克	维生素B_1	0.04毫克
钠	84.2毫克	维生素B_2	0.14毫克
镁	20毫克	维生素PP（尼克酸）	5.6毫克
铁	3.3毫克	维生素C	–
锌	4.73毫克	膳食纤维	–
胆固醇	84毫克	铜	0.18毫克
锰	0.04毫克		

⊙ 可降血压干果、中药、菌类

核桃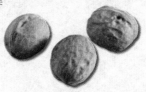

所含Omega-3能维持血液疏通顺畅，稳定血压。

核桃又名胡桃，在国际市场上，它与扁桃、腰果、榛子一起并列为世界四大干果。在国外人称其"大力士食品""营养丰富的坚果""益智果"；在国内则享有"万岁子""长寿果""养人之宝"的美称。它显著的健脑效果和丰富的营养价值，已经为越来越多的人所推崇。

◎ 降压功效

核桃中的Omega-3能维持血液疏通顺畅，膳食纤维可降低胆固醇，稳定血压，核桃富含多元不饱和脂肪酸，其中有亚麻油酸和次亚麻油酸，皆是维持健康的必需脂肪酸。次亚麻油酸属Omeqa-3脂肪酸，可降低血液黏度、血脂、胆固醇，改善血液循环，合成前列腺素，适量摄取能维持血管弹性、降低动脉压。核桃也富含纤维、镁、钾及维生素C，纤维蠕动肠道、防动脉硬化；镁、钾是高血压患者不可或缺的营养素；维生素C能降胆固醇，稳定血压。

◎ 其他功效

核桃仁含有较多的蛋白质及人体营养必需的不饱和脂肪酸，这些成分皆为大脑组织细胞代谢的重要物质，能滋养脑细胞，增强脑功能。

此外，核桃还可用于治疗非胰岛素依赖型糖尿病，对癌症患者还有镇痛，提升白细胞及保护肝脏等作用。

核桃仁含有的大量维生素E，经常食用有润肌肤、乌须发的作用，可以令皮肤滋润光滑，富于弹性。

当感到疲劳时，嚼些核桃仁，有缓解疲劳和压力的作用。

核桃中含有大量的多不饱和脂肪酸，丰富的维生素A、维生素D、维生素E、维生素F、维生素K和胡萝卜素等脂溶性维生素及抗氧化物等多种成分，并且不含胆固醇，因而人体消化吸收率极高。它有减少胃酸、阻止发生胃炎及十二指肠溃疡等病的功能；并可刺激胆汁分泌，激化胰酶的活力，使油脂降解，被肠黏膜吸收，以减

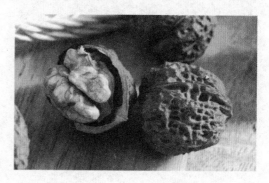

少胆囊炎和胆结石的发生。

核桃富含与皮肤亲和力极佳的角鲨烯和人体必需脂肪酸，吸收迅速，有效保持皮肤弹性和润泽；核桃中所含丰富的单不饱和脂肪酸和维生素E、维生素K、维生素A、维生素D等及酚类抗氧化物质，能消除面部皱纹，防止肌肤衰老，有护肤、护发和防治手足皲裂等功效，是可以"吃"的美容护肤品。

◎营养师健康提示

核桃一般人都可食用，动脉硬化、高血压、冠心病人也宜食用。

◎适用量

每日6克。

◎总热量

627千卡（每100克可食用部分）。

核桃营养成分（每100克可食用部分）

名称	含量	名称	含量
碳水化合物	19.1克	脂肪	58.8克
蛋白质	14.9克	纤维素	9.5克
维生素A	5.0微克	维生素C	1.0毫克
维生素E	43.21毫克	胡萝卜素	30.0微克
硫胺素	0.15毫克	核黄素	0.14毫克
烟酸	0.9毫克	胆固醇	—
镁	131.0毫克	钙	56.0毫克
铁	2.7毫克	锌	2.17毫克
铜	1.17毫克	锰	3.44毫克
钾	385.0毫克	磷	294.0毫克
钠	6.4毫克	硒	4.62微克

⊙可降血压干果、中药、菌类

板栗

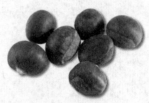

富含多种维生素，可有效地预防和治疗高血压。

板栗俗称栗子，又名瑰栗、毛栗、风栗，是中国特产，素有"干果之王"的美誉，在国外被称为"人参果"。它与枣并称为"木本粮食"。板栗营养丰富，是一种价廉物美、营养丰富的补养佳品。

◎**降压功效**

板栗营养丰富，含有丰富的不饱和脂肪酸、多种维生素和钙、磷、铁等多种矿物质，特别是维生素C、维生素B_1和胡萝卜素的含量较一般干果都高，可有效地预防和治疗高血压、冠心病、动脉硬化等心血管疾病，有益于人体健康。

◎**其他功效**

板栗含有丰富的不饱和脂肪酸和维生素、矿物质，能防治高血压病、冠心病、动脉硬化、骨质疏松等疾病，是抗衰老、延年益寿的滋补佳品。板栗中所含的核黄素对日久难愈的小儿口舌生疮和成人口腔溃疡有疗效。中医认为栗子有补肾健脾、强身壮骨、益胃平肝等功效。板栗中碳水化合物含量比较高，能供给人体较多的热能，并能帮助脂肪代谢，具有益气健脾、厚补胃肠的作用。

板栗所含维生素C能维持牙齿、骨骼、血管、肌肉的正常功能，延缓人体衰老。

◎**营养师健康提示**

先用刀把板栗的外壳剖开剥除，再将板栗放入沸水中煮3~5分钟，捞出，放入冷水中浸泡3~5分钟，就很容易剥去皮，而且能保持风味不变。

◎**选购**

不一定要挑选果肉色泽洁白或金黄的板栗。金黄色的果肉有可能是经过化学处理的板栗。如果炒熟或煮熟后果肉中间有些发褐，是板栗所含酶发生"褐变反应"所致，只要味道没变，对人体没有危害。

◎**适用量**

每日4~6克。

◎**总热量**

185千卡（每100克可食用部分）。

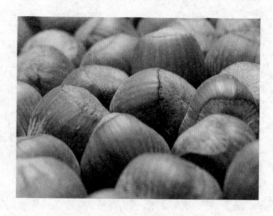

板栗营养成分（每100克可食用部分）

名称	含量	名称	含量
碳水化合物	42.2克	脂肪	0.7克
蛋白质	4.2克	纤维素	1.7克
维生素A	32.0微克	维生素C	24.0毫克
维生素E	4.56毫克	胡萝卜素	190.0微克
硫胺素	0.14毫克	核黄素	0.17毫克
烟酸	0.8毫克	胆固醇	—
镁	50.0毫克	钙	17.0毫克
铁	1.1毫克	锌	0.57毫克
铜	0.4毫克	锰	1.53毫克
钾	442.0毫克	磷	89.0毫克
钠	13.9毫克	硒	1.13微克

⊙ 可降血压干果、中药、菌类

莲子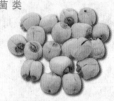

所含生物碱能释放组织胺，使外周血管扩张，降低血压。

莲子，又名藕实、莲实、睡莲子，为睡莲科植物莲的果实（种子）。按产季不同，它可分为伏莲（夏季成熟的）和秋莲（秋季成熟的）两类；按颜色不同，又可分为白莲和红莲（皮色暗红）。它是老少皆宜的滋补品，吃法很多，除生食外，可做成冰糖莲子、蜜饯莲子、煮粥或羹，还可做糕点、汤品等，味道鲜美。

◎降压功效

莲子所含生物碱能释放组织胺，使外周血管扩张，从而降低血压。莲子心所含生物碱具有强心和抗心律不齐的作用。高血压患者常服莲子能平肝降压、安神。

◎其他功效

莲子中含有氧化黄心树宁碱可抑制鼻咽癌；所含莲子糖能营养滋补。

◎典籍记载

《本经》："主补中、养神、益气力。"

《本草拾遗》："令发黑，不老。"

《食医心镜》："止渴，去热。"

《日华子本草》："益气，止渴，助心，止痢。治腰痛、泄精。"

《日用本草》："止烦渴，治泻痢，止白浊。"

《滇南本草》："清心解热。"

《纲目》："交心肾，厚肠胃，固精气，强筋骨，补虚损，利耳目，除寒湿，止脾泄久痢，赤白浊，女人带下崩中诸血病。"

《本草备要》："清心除烦，开胃进食，专治噤口痢、淋浊诸证。"

《随息居饮食谱》："镇逆止呕，固下焦，愈二便不禁。"

《本草纲目》："莲之味甘，气温而性涩，禀清芳之气，得稼穑之味，乃脾之果也。士为元气之母，母气既和，津液相成，神乃自生，久视耐老，此其极舆也。昔人治心肾不交，劳伤白浊，有清心莲子饮；补心肾，益精血，有瑞莲丸，皆得此理。"

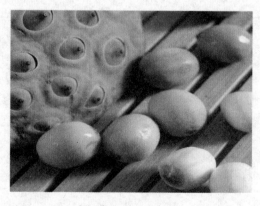

◎营养师健康提示

　　莲子一般人都可以食用。尤其适合于食欲不振、惊悸失眠、肾虚遗精者食用。

◎适用量

每日5克。

◎总热量

185千卡（每100克可食用部分）。

莲子营养成分（每100克可食用部分）

名称	含量	名称	含量
蛋白质	17.2克	膳食纤维	3克
碳水化合物	67.2克	钙	97毫克
脂肪	2克	磷	550毫克
水分	9.5克	钾	846毫克
维生素A	–	钠	5.1毫克
维生素B$_1$	0.16毫克	镁	242毫克
维生素B$_2$	0.08毫克	铁	3.6毫克
维生素PP（尼克酸）	4.2毫克	锌	2.78毫克
维生素C	5毫克	铜	1.33毫克
胡萝卜素	–	锰	8.23毫克
维生素E	2.71毫克	硫胺素	0.16毫克
核黄素	0.08毫克	烟酸	4.2毫克
硒	3.36微克		

⊙可降血压干果、中药、菌类

花生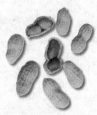

所含油酸与维生素E可强化血管，进而降低血压。

花生又名落花生、地果、唐人豆，为蝶形花科植物花生的种子。因其善于滋养补益，有助于延年益寿，所以民间又称其为"长生果"，并且将它和黄豆一起并称为"植物肉""素中之荤"。它的营养价值比粮食类高，可与鸡蛋、牛奶、肉类等动物性食品相媲美，其蛋白质和脂肪的含量相当高，适宜制作各种营养食品。

◎降压功效

花生所含油酸与维生素E可强化血管，白藜芦醇能使血流顺畅，预防动脉硬化，进而降低血压。

医学临床观察发现，用醋浸泡花生米1周以上，每晚服7~10粒，可使高血压病患者的血压下降，有的甚至能接近正常水平；花生壳也有降压和降血脂的作用，将花生壳洗净冲开水代茶饮，对高血压和高脂血症有一定的疗效。

◎其他功效

花生含不饱和脂肪酸、胆碱、卵磷脂等营养成分，可增加毛细血管的弹性，预防心脏病、高血压、脑溢血的发生，防止胆固醇在血管沉淀、堆积而引起动脉硬化。花生壳含有木樨草素及β-谷甾醇，可降血压、降血脂。

花生具有止血功效，其外皮含有可抗纤维蛋白溶解的成分，可改善血小板的质量，加强毛细血管的收缩功能，可用于防治血友病、原发性或继发性血小板减少性紫癜，对手术后出血、癌肿瘤出血及肠胃、肺、子宫等内脏出血也有防治的功效。

花生可防治皮肤病。花生具强化表皮组织及防止细菌入侵的功用，可用于防治皮肤老化、湿疹、干癣及其他皮肤病。

花生含有一般杂粮少有的胆碱、卵磷脂，可促进人体的新陈代谢、增强记忆力及神经系统的作用，可益智、抗衰老、延寿。

花生也可用来防治糖尿病及前列腺

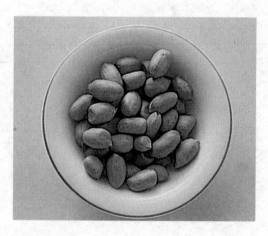

肿大。

◎营养师健康提示

病后体虚、手术病人恢复期，以及妇女孕期、产后进食花生均有补养效果。

◎适用量

每日6克左右。

◎总热量

563千卡（每100克可食用部分）。

花生营养成分（每100克可食用部分）

名称	含量	名称	含量
碳水化合物	21.7克	脂肪	44.3克
蛋白质	24.8克	纤维素	5.5克
维生素A	5.0微克	维生素C	2.0毫克
维生素E	18.09毫克	胡萝卜素	30.0微克
硫胺素	0.72毫克	核黄素	0.13毫克
烟酸	17.9毫克	胆固醇	－
镁	178.0毫克	钙	39.0毫克
铁	2.1毫克	锌	2.5毫克
铜	0.95毫克	锰	1.25毫克
钾	587.0毫克	磷	324.0毫克
钠	3.6毫克	硒	3.94微克

⊙ 可 降 血 压 干 果 、 中 药 、 菌 类

枸杞

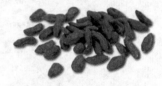

含有黄酮、牛磺酸和烟碱酸可扩张血管，进而降低血压。

枸杞也叫枸杞果，产于天津、河南、河北、山西、宁夏等地。枸杞味甘性平，具有滋阴补血、益精明目等作用。中医常用于治疗因肝肾阴虚或精血不足而引起的头昏目眩、腰膝酸软、阳痿早泄、遗精、白带过多及糖尿病等症。枸杞为茄科植物枸杞的成熟果实。初秋果实呈橙红色时采收，晾至皮皱后，再晒至外皮干硬、果肉柔软，生用。

◎降压功效

枸杞含有的黄酮、牛磺酸和烟碱酸可扩张血管，维生素C、胡萝卜素则能降低胆固醇、预防动脉硬化。

◎其他功效

现代医学研究证明，枸杞内含甜菜碱及多种维生素、氨基酸等。这些物质具有降低血压、降低胆固醇、软化血管、降低血糖、保护肝脏、提高人体免疫功能等作用。枸杞子可以滋补肝肾，治疗血虚劳损、头晕乏力、耳鸣健忘、腰膝酸软，还可益精明目，治疗肝肾精血不足所致的眼目昏花、视物不清。

◎典籍记载

《本草纲目》："枸杞，补肾生精，养肝，明目，坚精骨，去疲劳，易颜色，变白，明目安神，令人长寿。"

《本草衍义》："枸杞当用梗皮，地骨当用根皮，枸杞子当用其红实，是一物有三用。其皮寒，根大寒，子微寒，亦三等。今人多用其子，直为补肾药，是曾未考究《经》意，当更量其虚实、冷热用之。"

《药性论》："能补益精诸不足，易颜色，变白，明目，安神。"

《食疗本草》："坚筋耐老，除风，补益筋骨，能益入，去虚劳。"

《本草述》："治中风眩晕，虚劳，诸见血证，咳嗽血，痿、厥、挛，消瘅，伤燥，遗精，赤白浊，脚气，鹤膝风。"

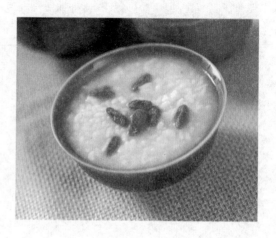

◎营养师健康提示

肝火旺盛者不宜食用。

◎选购

选用粒大、饱满的。

◎适用量

每天约5克。

◎总热量

64千卡（每100克可食用部分）。

枸杞营养成分（每100克可食用部分）

名称	含量	名称	含量
脂肪	1.1克	叶酸	150微克
蛋白质	5.6克	泛酸	0.22毫克
碳水化合物	2.9克	烟酸	1.3毫克
维生素A	87.8微克	膳食纤维	1.6克
维生素B$_1$	0.08毫克	钙	36毫克
维生素B$_2$	0.32毫克	铁	2.4毫克
维生素B$_6$	0.25毫克	磷	32毫克
维生素B$_{12}$	–	钾	170毫克
维生素C	58毫克	钠	29.8毫克
维生素D	–	铜	0.21毫克
维生素E	2.99毫克	镁	74毫克
维生素P	–	锌	0.21毫克
维生素K	–	硒	0.35微克
胡萝卜素	–		

⊙ 可降血压干果、中药、菌类

山药

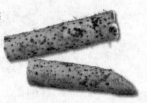

能够供给人体大量的黏液蛋白，能保持血管的弹性。

山药又叫薯蓣、玉延等。中国食用山药已有3000多年的历史，自古以来，它就被誉为补虚佳品，备受称赞。据《本草纲目》记载，山药性平味甘、无毒，有益肾气、强筋骨、健脾胃、止泻痢、化痰涎、润皮毛、治泄精健忘等功效，是一种上等的保健食品及中药材料，在东南亚一带自古被广泛地作为医疗食补之材。

◎ 降压功效

山药能够供给人体大量的黏液蛋白。这是一种多糖蛋白质，对人体有特殊的保健作用，能预防心血管系统的脂肪沉积，保持血管的弹性，防止动脉粥样硬化过早发生，减少皮下脂肪沉积，避免出现肥胖症所引起的高血压。

据资料介绍，山药具有降血压的作用。有些实践经验丰富的老中医会让病人常吃山药，中药古方治消渴也往往辨证地加入山药，这都说明高血压患者常吃山药有益。

山药治高血压多用配方，不宜单用，而其用量为9~18克。山药是食物薯类，要常吃、少吃。当食不当药，食疗更有效。

◎ 其他功效

山药营养丰富，含有蛋白质、碳水化合物、胡萝卜素、维生素B₁和维生素B₂、尼克酸、维生素C、钙、磷、铁、镁、钾、钠、黏液质、多酚氧化酶、胆碱、植酸等成分，是一种性质平和的滋补脾、肺、肾的食物。中医书籍讲："山药健脾、补肺、固肾、益精。治脾虚、泄泻，疗消渴、遗精带下、小便频数"（消渴症包括现代的糖尿病）。据现代药学分析，山药含有丰富的淀粉、蛋白质、无机盐和多种维生素（如维生素B₁、维生素B₂、烟酸、抗坏血酸、胡萝卜素）等营养物质，还含有大量纤维素以及胆碱、黏液质等成分。

◎ 营养师健康提示

山药黏腻之性较强，肠胃不好的人要少吃。

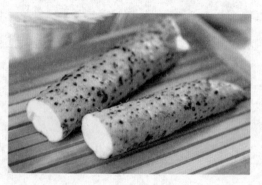

◎选购

选用外皮光亮、内洁白的。

◎适用量

每餐约85克。

◎总热量

64千卡（每100克可食用部分）。

山药营养成分（每100克可食用部分）

名称	含量	名称	含量
脂肪	–	叶酸	8微克
蛋白质	1.5克	泛酸	0.4毫克
碳水化合物	14.4克	烟酸	0.61毫克
维生素A	3微克	膳食纤维	0.8克
维生素B$_1$	0.08毫克	钙	14毫克
维生素B$_2$	0.02毫克	铁	0.3毫克
维生素B$_6$	0.06毫克	磷	42毫克
维生素B$_{12}$	–	钾	452毫克
维生素C	6毫克	钠	18.6毫克
维生素D	–	铜	0.24毫克
维生素E	0.2毫克	镁	20毫克
维生素P	–	锌	0.27毫克
维生素K	–	硒	0.55微克
胡萝卜素	0.02毫克		

⊙可降血压干果、中药、菌类

马齿苋

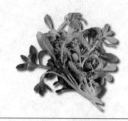

富含钾盐，钾离子使血管壁扩张，能有效降低血压。

马齿苋又名长命菜、五行草、安乐菜、酸米菜，是马齿苋科植物马齿苋的干燥地上部分，夏、秋二季采收，因为其形似马齿而得名。作为一种野菜，马齿苋的食用历史悠久，别具风味。马齿苋还是减肥餐桌上的主角，常食可以减肥轻身，促进排毒，防止便秘。

◎ **降压功效**

马齿苋含有大量的钾盐，有良好的利水消肿作用；钾离子还可直接作用于血管壁上，使血管壁扩张，阻止动脉管壁增厚，从而起到降低血压的作用。

◎ **其他功效**

马齿苋含有大量的去甲肾上腺素，能促进胰岛腺分泌胰岛素，调节人体内糖代谢。马齿苋具有降低血糖浓度，保持血糖稳定的作用，对治疗糖尿病有良效。马齿苋全草含有较丰富的被称为 α–亚麻酸的 ω–3 不饱和脂肪酸。这种物质具有多种药理活性，可预防血小板凝聚、冠状动脉痉挛和血栓的形成，从而能有效地防治冠心病。

马齿苋富含的脂肪酸、维生素C、维生素E、β–胡萝卜素、亚麻酸等，具有治疗、调节、营养三大功能，这些功能作用于人体，使之产生综合效应，能祛病延年，去邪扶正。

马齿苋含有大量的钾元素，除了与钠元素共同调节体内水、电解质平衡以外，高钾饮食具有一定降压效果，对心肌的兴奋性有重要生理效应，人体摄入适量的钾元素能降低高血压病中风率。

马齿苋含有丰富的铜元素。人体内游离铜是酪氨酸酶的重要组成部分，经常食用马齿苋能增加表皮中黑色素细胞的密度及黑色素细胞内酪氨酸酶的活性，是白癜风患者和铜元素缺乏而致须发早白患者的辅助食疗佳品。马齿苋含有丰富的维生素A样物质，故能促进上皮细胞的生理功能趋于正常，并能促进溃疡的愈合。

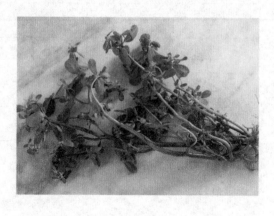

◎营养师健康提示

马齿苋尤其适宜高血压、胃肠道感染、皮肤粗糙干燥、维生素A缺乏症、眼干燥症、夜盲症患者食用。

马齿苋的常用烹调方式包括炒、炝、拌、做汤、下面和制馅，但是烹调时间不宜过长。

◎适用量

每日30~60克。

◎总热量

27千卡（每100克可食用部分）。

马齿苋营养成分 （每100克可食用部分）

名称	含量	名称	含量
碳水化合物	3.9克	脂肪	0.5克
蛋白质	2.3克	纤维素	0.7克
维生素A	372.0微克	维生素C	23.0毫克
维生素E	−	胡萝卜素	2230.0微克
硫胺素	0.03毫克	核黄素	0.11毫克
烟酸	0.7毫克	胆固醇	−
镁	−	钙	85.0毫克
铁	1.5毫克	锌	−
铜	−	锰	−
钾	−	磷	56.0毫克
钠	−	硒	−

⊙ 可降血压干果、中药、菌类

香菇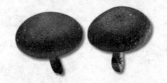

香菇中所含香菇素可预防血管硬化，降低人体血压。

香菇，又名香蕈、冬菇、花菇，为侧耳科植物香蕈的子实体。香菇是中国传统的著名食用菌，营养丰富，味道鲜美，素有"植物皇后"的美誉。

◎降压功效

香菇中所含香菇素可预防血管硬化，降低人体血压。实验证明如果每天喝一杯香菇汁，持续数周或数月，收缩压可降低5~10毫米汞柱，舒张压可降低4~6毫米汞柱。

◎其他功效

香菇中含有一种"B葡萄糖苷酶"，能提高肌体抑制癌瘤的能力，加强抗癌作用且无不良反应，因而被人们誉为"抗癌新兵"。香菇所含的干扰素能干扰病毒的蛋白质合成，使病毒不能繁殖，从而使人体产生免疫力。

香菇含有维生素C，能起到降低胆固醇，降血压的作用。香菇中的天门冬素和天门冬氨酸，具有降低血脂、维护血管的功能，加上它含有丰富的食物纤维，经常食用能降低血液中的胆固醇，防止血管硬化，对防治脑溢血、心脏病、肥胖症及糖尿病等老年病都有效。香菇中精氨酸和赖氨酸的含量丰富，有

很好的增智健脑的作用。

◎营养师健康提示

发好的香菇要放在冰箱里冷藏才不会损失营养。泡发香菇的水不要倒掉，很多营养物质都溶在水中。长得特别大的鲜香菇不要吃，因为它们多是用激素催肥的，大量食用可对肌体造成不良影响。

香菇食材搭配宜忌：

香菇+木瓜=降压降脂。木瓜中含有木瓜蛋白酶和脂肪酶，与香菇同食具有降压减脂的作用。

香菇+豆腐=健脾养胃，增加食欲。

香菇+鸡腿=提供高质量蛋白质。香菇配以有滋补功效的鸡腿一起炖食，可在低热量的前提下有效地补充高质量蛋白质，并且对气血阴精不足所致头晕目花、疲劳乏力、胃纳减少、腰酸软、失眠等病症有辅助治疗效果。

香菇+薏米=营养丰富，化痰理气。香菇为美味珍肴，有益气补饥、治风破血，化痰理气等功效；薏米有健脾利湿，清热排脓的效果。香菇、薏米两者均为抗癌佳品，一起煮制成粥，或蒸制成薏米香菇饭，有健脾利湿、理气化痰的效果，为肝

病以及肝癌患者理想的食疗食品。

香菇+鹌鹑肉、鹌鹑蛋=面部易长黑斑。

香菇+河蟹=易引起结石症状。香菇含有维生素D，河蟹也富含维生素D，两者一起食用，会使人体中的维生素D含量过高，造成钙质增加，长期食用易引起结石症状。

香菇+番茄=破坏类胡萝卜素，降低营养价值。香菇含有丰富的生物化学物质，与含有类胡萝卜素的番茄同食，会破坏番茄所含的类胡萝卜素，使营养价值降低。

◎ 适用量

每次吃4~8朵。

◎ 总热量

19千卡（每100克可食用部分）。

香菇营养成分（每100克可食用部分）

名称	含量	名称	含量
脂肪	0.3克	钙	2毫克
蛋白质	2.2克	磷	53毫克
碳水化合物	5.2克	钾	20毫克
膳食纤维	3.3克	钠	1.4毫克
维生素B_2	0.08毫克	镁	11毫克
维生素C	1毫克	锌	0.66毫克
维生素D	440微克	硒	2.58微克
维生素E	11.34毫克	铜	0.12毫克
维生素P	–	锰	0.25毫克
维生素K	320微克	硒	2.58微克
胡萝卜素	0.1毫克		

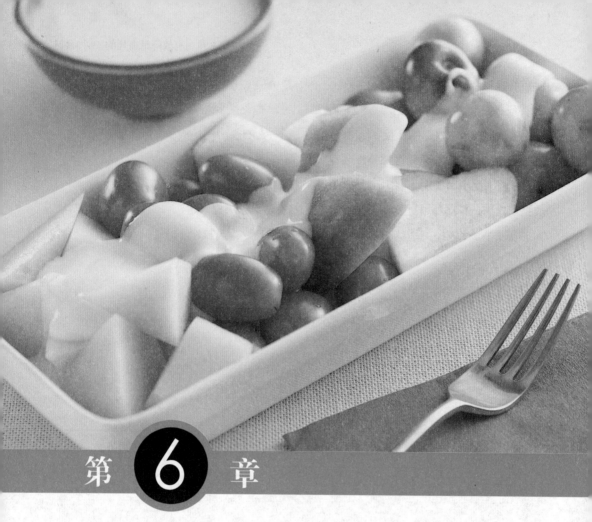

第 6 章

高血压食疗76道美味菜肴

　　饮食既是高血压发生的源头，也是高血压是否被控制的关键。患有高血压，吃是大学问，该吃什么，不该吃什么，该怎么吃，甚至如何烹饪，这些都是必须注意的问题。在本章中，我们列出适合高血压患者的76道菜肴，让广大高血压患者在平时饮食中，不仅能吃得营养，也能享受到美味。

主食类

　　高血压患者在主食上应遵循低盐，低脂，补钾，补钙，增加优质蛋白质，减少多余热量摄入的原则。多吃新鲜蔬菜和水果，适当增加海产品的摄入，通过对饮食的调理达到平稳和降低血压、增加血管壁的抗病能力。

八宝高纤饭

【原材料】黑糯米4克，长糯米10克，糙米10克，白米20克，大豆8克，黄豆10克，燕麦8克，莲子5克，薏仁5克，红豆5克。

【调味料】盐5克。

【做法】

①全部材料放入锅洗净，加水盖满材料，浸泡1小时，沥干。

②加入一碗半的水（外锅1杯水），放入电锅煮熟即成。此配方亦可加入龙眼干、芋头、地瓜及少许的蜂蜜煮食。

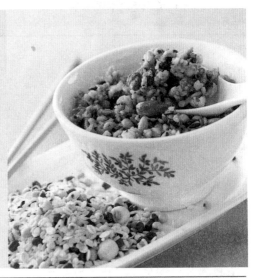

香菇饭

【原材料】香菇3克，鸡腿60克，糯米80克，姜片5克，色拉油15克。

【调味料】盐5克。

【做法】

①糯米洗净、泡水1小时；香菇泡水1小时，切小片；鸡腿去骨、切大块备用。

②起油锅，加入香菇炒香，放入鸡腿肉、水（可用泡香菇水）、盐、姜片，煮沸。

③倒入内锅，加入糯米拌匀，放入电锅（外锅1杯水）煮熟即可食用。色拉油可换成麻油，也可以加适量的青菜煮食。

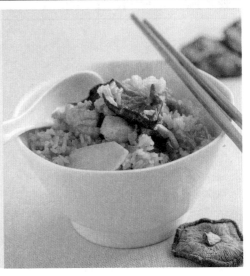

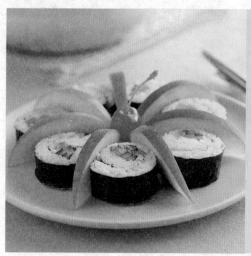

蔬果寿司

【原材料】白饭200克，胡萝卜10克，秋葵5克，凤梨10克，水蜜桃20克，奇异果50克，无盐海苔片0.5克。

【调味料】糖10克，寿司醋10克。

【做法】

①寿司醋、糖、白饭拌匀；香菇泡水、切丝，炒香备用。

②秋葵洗净，放入滚水汆烫后再放进冰水浸泡。

③水蜜桃洗净，切片；奇异果、胡萝卜、凤梨削皮切长条。

④用海苔片将饭、香菇丝、秋葵、胡萝卜、凤梨、奇异果卷成长筒状，搭配水蜜桃装盘即成。

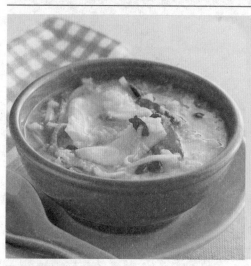

枸杞鱼片粥

【原材料】枸杞5克，鲷鱼30克，白饭100克，香菇丝10克，笋丝10克，高汤5克。

【调味料】盐5克。

【做法】

①鲷鱼洗净，切薄片；枸杞泡温水备用。

②香菇丝、高汤、笋丝、白饭放入煮锅，熬成粥状。

③加入枸杞、鲷鱼片煮熟即可食用。

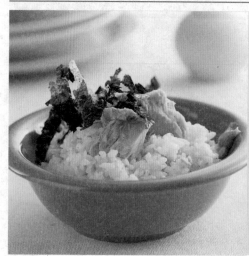

鲔鱼盖饭

【原材料】白饭200克，海苔片1／2片，水煮鲔鱼80克。

【调味料】芥末酱3克，无盐酱油2克。

【做法】

①将无盐酱油、鲔鱼放入锅拌匀；海苔片烤过、切丝备用。

②一半鲔鱼加入白饭拌匀装盘。

③剩余的鲔鱼摆在白饭上，撒海苔丝，淋入芥末酱即可食用。

苹果色拉餐包

【原材料】苹果150克，水煮蛋50克，小黄瓜、小餐包各80克。

【调味料】美乃滋、盐各适量。

【做法】

①苹果洗净，不削皮，切丁，泡入盐水中。

②小黄瓜洗净切丁；水煮蛋去壳，切丁。

③苹果、黄瓜丁、蛋加入美乃滋拌匀，夹入餐包里即可。

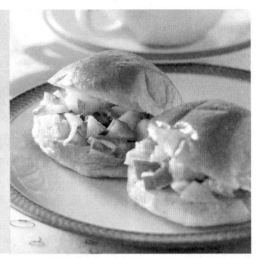

猕猴桃起司吐司

【原材料】吐司75克，猕猴桃40克，低脂奶酪30克。

【调味料】美乃滋适量。

【做法】

①美乃滋涂抹在吐司上。

②猕猴桃去皮切片，与起司一起夹入奶酪中。

③将猕猴桃吐司放入烤箱中烤到表面金黄色即可。

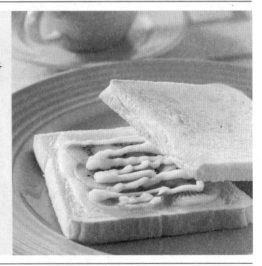

栗子饭

【原材料】去壳干栗子20克（约6个），胚芽米60克。

【调味料】盐适量。

【做法】

①米洗净；栗子洗净泡水，并剥去外层薄膜。

②将栗子放入胚芽米中浸泡约30分钟，再置入饭锅中煮熟即可。

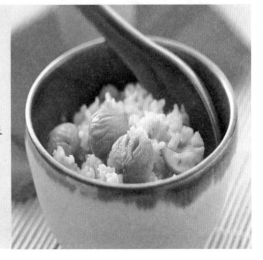

主菜类

　　高血压患者在主菜饮食上应该遵循减少膳食、热量、钠盐摄入的原则，并适量补充优质蛋白，注意补充钙和钾。在主菜饮食方面应以植物性食品为主，动物性食品为辅，并适当增加海产品的摄入。通过对饮食的调理达到平稳和降低血压、降低高血压并发症的可能。

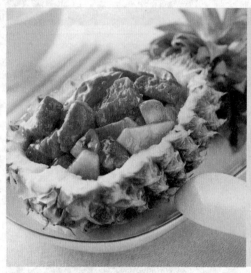

山楂牛肉盅

【原材料】凤梨20克，牛肉80克，竹笋10克，甜椒5克，洋菇5克，姜末3克，山楂5克，甘草2克。

【调味料】番茄酱5克，树薯粉4克，色拉油5克。

【做法】

①凤梨洗净切半，挖出果肉，做成容器；凤梨果肉榨汁入锅，加入番茄酱、汤汁，煮成醋汁。

②山楂、甘草加水1杯煮沸，转小火熬煮30分钟，滤取汤汁备用；甜椒、洋菇洗净切小块，胡萝卜、竹笋削皮洗净切小块，放入滚水汆烫备用。

③牛肉沾淀粉入锅炸熟，加入醋汁搅拌备用。

④另起油锅，加入姜末、胡萝卜、甜椒、洋菇、竹笋拌炒，倒入醋汁、牛肉拌炒，装入凤梨盅即可。

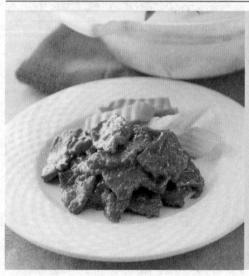

红糟牛肉煲

【原材料】牛肉片80克，红糟5克，胡萝卜片10克，西洋芹10克。

【调味料】色拉油5克，姜末10克，红砂糖5克。

【做法】

①胡萝卜、西洋芹放入滚水汆烫，取出备用。

②起油锅，放入姜末爆香，倒入红糟、红砂糖炒香。

③放入牛肉片略炒熟，加入1/4杯水，转小火煮至收汁，搭配胡萝卜、西洋芹即可食用。

梅汁鸡

【原材料】鸡腿90克，酸梅、葱、话梅各5克，姜10克，八角1克，甘草1克，陈皮丝2克。

【调味料】酱油3克，红砂糖、油米酒各5克，冰糖10克，五香粉适量。

【做法】

①鸡腿洗净、用纸巾擦干，加入姜、酱油浸泡10分钟，入油锅炸至两面金黄色，取出备用；八角、陈皮丝、甘草放入纱布袋备用。

②油锅爆香葱、姜，转中小火，加水、米酒、红砂糖、冰糖、五香粉烹煮40分钟，滤汤汁备用。

③将鸡腿、酸梅、话梅、冰糖、汤汁、纱布袋放入蒸碗，加水后盖上保鲜膜，入蒸笼煮熟即可。

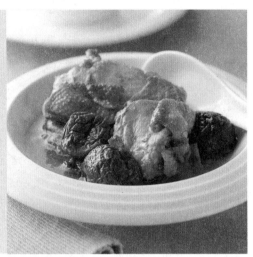

药膳鸡腿

【原材料】棒棒腿100克，奇异果80克，红枣5克，当归2克。

【调味料】米酒10克，无盐酱油适量。

【做法】

①红枣、当归放入碗，倒入米酒，浸泡3小时。

②鸡腿用酱油擦匀，放置5分钟，入油锅炸至两面呈金黄色，取出、切块。

③鸡腿块放入锅，倒入做法①，转中火煮15分钟，取出装盘。

④奇异果洗净、削皮、切片，摆饰即可食用。

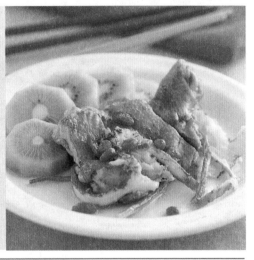

红麴烧鸡

【原材料】鸡腿100克，红麴15克。

【调味料】盐3克。

【做法】

①鸡腿洗净、切块、脱油备用。

②鸡油脂放入锅，转小火待热后，放入红麴炒香，加入鸡腿拌炒。

③加入少许水，以大火煮沸，转小火慢炖15分钟即可食用。

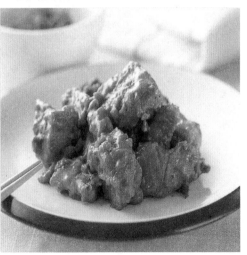

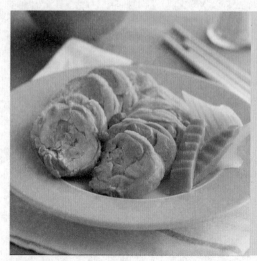

晶莹醉鸡

【原材料】鸡腿100克，胡萝卜片、西洋芹片、枸杞各10克，高丽参、川芎、红枣白话梅、姜片、当归各5克，棉线适量。

【调味料】黄酒60克，米酒60克，香油1克。

【做法】

①药材入锅，加水，中火煮沸，转小火煮10分钟，滤汁、待凉备用；鸡腿去骨洗净，用棉线捆紧。

②姜片入锅，加水，转中火煮沸，放入鸡腿，以小火焖煮5分钟，取出鸡腿，待凉备用；汤汁、米酒、黄酒倒入锅，加鸡腿拌匀，置冰箱冷藏1天。

③西洋芹片，胡萝卜片，汆烫至熟，加香油拌匀。鸡腿切片，加入西洋芹片、胡萝卜丁即可。

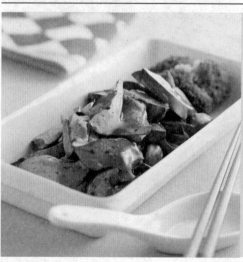

冰糖鸡肝

【原材料】鸡肝80克，绿花椰菜100克。

【调味料】无盐酱油2克，冰糖20克。

【做法】

①绿花椰菜、鸡肝洗净，放入滚水汆烫，沥干水分备用。

②无盐酱油、冰糖放入锅，转中火熬成汤汁。

③加入鸡肝，转小火煮至汤汁收干，取出待凉、切片装盘，放入绿花椰菜即可食用。

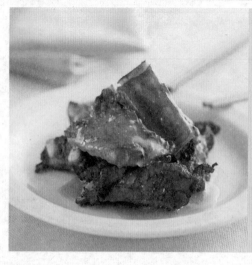

腐香排骨

【原材料】小排骨120克，青葱5克，酒糟豆腐乳3克，姜片3克，八角1克，党参1克，黄芪1克。

【调味料】无盐酱油3克，米酒、色拉油、淀粉、冰糖各5克。

【做法】

①小排骨洗净，加酱油腌10分钟，擦干，入油锅炸熟；青葱洗净切段；淀粉加20毫升水拌匀。

②党参、黄芪、八角入锅，加水，小火煮20分钟。

③加腐乳、酱油、米酒、冰糖、姜片，小火煮沸。

④在蒸锅底铺上葱段，加入排骨，倒入做法③，放入蒸笼煮1小时。

⑤倒出汤汁，淀粉水勾芡，淋在小排骨即可。

姜泥猪肉

【原材料】猪后腿瘦肉80克，生姜10克。

【调味料】醋5克，无盐酱油5克。

【做法】

①猪后腿瘦肉洗净，放入滚水煮沸，转小火煮15分钟，再浸泡15分钟。

②猪后腿瘦肉取出，用冰水冲凉备用。

③生姜去皮、磨成泥状，加入无盐酱油、醋拌匀，即成酱汁。

④猪后腿瘦肉切片摆盘，淋上酱汁即可。

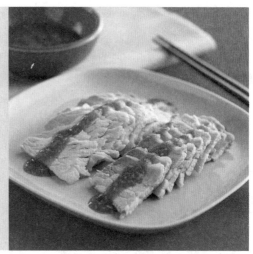

胡萝卜炒肉丝

【原材料】胡萝卜300克，猪肉300克。

【调味料】料酒10克，盐5克，味精3克，酱油5克，葱花5克，姜末5克，白糖适量。

【做法】

①胡萝卜洗净，去皮切丝；猪肉洗净切丝。

②锅烧热，下肉丝炒香，再调入料酒、酱油、味精、盐、白糖，加入葱花和姜末，炒至肉熟。

③再加入胡萝卜丝炒至入味即可。

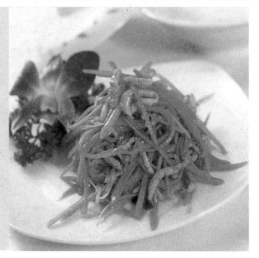

苦瓜镶肉

【原材料】苦瓜30克，肉35克，木耳、胡萝卜各10克，蛋清适量。

【调味料】盐适量，胡椒粉2克。

【做法】

①苦瓜洗净，切段后挖空；胡萝卜洗净切末；木耳洗净，切末。

②胡萝卜末、木耳末、肉、植物油、盐、胡椒粉、蛋清放入碗中，搅拌均匀。

③将拌匀的馅填入苦瓜中，再放在蒸盘上，入蒸锅开中火蒸熟即可。

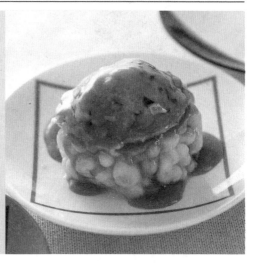

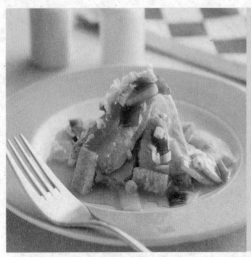

山药鲑鱼

【原材料】鲑鱼80克，山药20克，胡萝卜10克，海带10克，芹菜末15克。

【调味料】盐5克。

【做法】

①鲑鱼洗净、切块；山药、胡萝卜削皮、洗净、切小丁；海带洗净、切小片备用。

②山药丁、胡萝卜丁、海带片放入锅，加入3碗水煮沸，转中火熬成1碗水。

③加入鲑鱼块煮熟，撒上芹菜末即可食用。

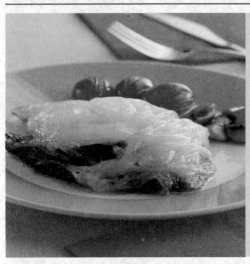

美乃滋烤鱼

【原材料】鳕鱼肉60克，蘑菇15克，小番茄20克。

【调味料】盐3克。

【做法】

①小番茄洗净；蘑菇洗净、切成4等分；鳕鱼肉洗净备用。

②鳕鱼、蘑菇、小番茄放入铁盘，置入箱烤10分钟。

③鳕鱼淋上美乃滋，再入烤箱里烤1分钟，取出装盘即可食用。

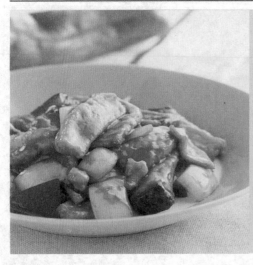

茄汁炸鱼

【原材料】鳕鱼60克，洋葱10克，甜椒10克，青椒10克，蒜头2克，淀粉5克。

【调味料】番茄酱8克，米酒5克，香醋5克，红砂糖10克。

【做法】

①洋葱、甜椒、青椒洗净、切小块；大蒜剥皮、拍碎；淀粉加水调匀备用。

②鳕鱼洗净、切小块，沾上薄薄的淀粉，入油锅炸至两面呈金黄色即可捞起。

③起油锅，加入大蒜、洋葱、青椒、甜椒拌炒，倒入米酒、番茄酱、香醋、红砂糖，放入淀粉水勾芡，再把炸鱼放入拌炒即可食用。

土豆琵琶虾

【原材料】土豆300克，虾200克，面包糠50克，鸡蛋1个。

【调味料】盐3克，番茄酱8克，胡椒粉1克。

【做法】

①土豆去皮洗净，加水煮熟，捞出切片；鸡蛋打散备用。

②将虾洗净，加盐、胡椒粉稍腌入味，裹上蛋液，拍上面包糠。

③将虾入锅炸熟后捞出，土豆炸脆，一起装盘，淋入番茄酱即可。

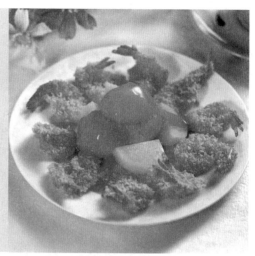

虾米萝卜丝

【原材料】虾米50克，白萝卜350克，红椒1个。

【调味料】姜1块，料酒10克，盐5克，鸡精2克。

【做法】

①将虾米泡涨；萝卜、生姜洗净切丝；红椒洗净切小片待用。

②炒锅置火上，加水烧开，把萝卜丝焯水，倒入漏勺滤干水。

③炒锅上火加入色拉油，下萝卜丝、红椒片、虾米，放入调味料炒匀出锅装盘即可。

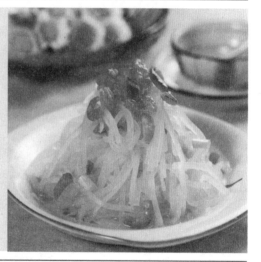

五彩虾仁

【原材料】虾仁45克，香菇、荸荠各20克，豆干25克，毛豆10克，笋30克，蛋50克。

【调味料】盐、料酒各适量。

【做法】

①竹笋、荸荠、豆干洗净，切丁，焯水；香菇洗净切末，毛豆洗净。

②虾仁去泥肠，洗净，用少许的盐、料酒腌10分钟；将蛋煎成蛋皮备用。

③锅中放少量油，爆香香菇末，放入虾仁，快炒至八分熟，加入竹笋、荸荠、豆干、毛豆和蛋皮，炒至原材料熟，调味后，起锅即可。

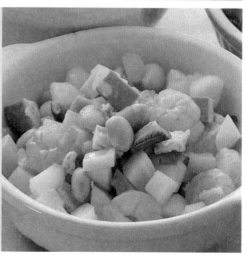

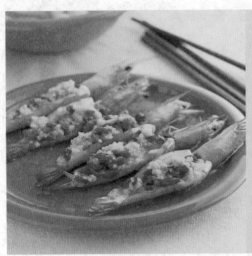

蒜香蒸虾

【原材料】草虾60克，蒜末5克，枸杞5克，白杓10克，熟地黄2克。

【调味料】鱼露5克，冰糖10克，米酒5克，色拉油适量。

【做法】

①白杓、熟地黄放入碗，加入1/2碗水，放入电锅焖煮，滤取汤汁备用。

②草虾去除虾脚，洗净，由头部剪开，尾巴不能剪断，去除肠泥，洗净，装盘备用。

③热油锅，转小火，放入蒜末炒至微黄，加入汤汁、米酒、鱼露、冰糖、枸杞煮沸，淋入草虾上面，放入蒸笼，煮5~6分钟即可食用。

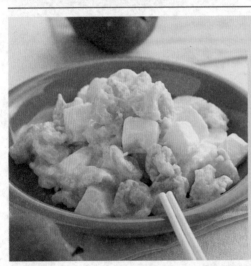

香苹虾球

【原材料】草虾仁60克，五爪苹果50克，枸杞10克，炸油适量，淀粉30克，蛋白10克。

【调味料】色拉酱5克。

【做法】

①枸杞洗净，加1/4碗水，放入电锅焖煮、取出待凉，滤取汤汁。

②草虾仁去肠泥、背部剖开、洗净、用纸巾吸取水分，加入蛋白、淀粉拌匀备用。

③热油锅，放草虾，炸约2分钟捞出，即成虾球。

④苹果削皮洗净，切丁入碗，加虾球拌匀装盘。

⑤枸杞汤汁及色拉酱拌匀，倒入小碟子，食用时蘸取即成。

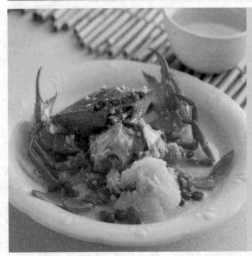

枸杞竹笙蟹

【原材料】竹笙30克，青蟹一只或60克，枸杞5克。

【调味料】米酒5克，蒜头3克。

【做法】

①竹笙洗净，泡水去膜，放入滚水汆烫、取出、沥干；蒜头去膜切碎、炒黄备用。

②青蟹洗净装盘，放入竹笙、蒜头碎，加入枸杞，倒入米酒。

③放入蒸笼，转大火蒸15分钟即可食用。

双色蛤蛎

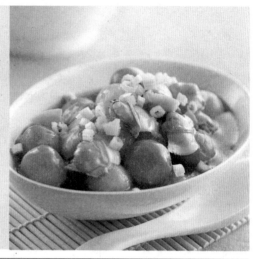

【原材料】白萝卜球30克，胡萝卜球30克，文蛤25克，芹菜末10克，肉苁蓉3克，当归2克。

【调味料】淀粉5克。

【做法】

①胡萝卜球、白萝卜球，放入滚水煮熟；淀粉加20毫升水拌匀备用；文蛤洗净，放入蒸笼，转中火蒸10分钟，取出蛤肉、汤汁备用。

②肉苁蓉、当归加200毫升水，放入蒸锅煮35分钟，滤取汤汁，即成中药汁；胡萝卜球、白萝卜球、蛤肉汁、1/4碗水，用小火焖煮3分钟，加入淀粉水勾芡。

③放入蛤肉及芹菜末，中药汁拌匀即可食用。

酒醋拌花枝

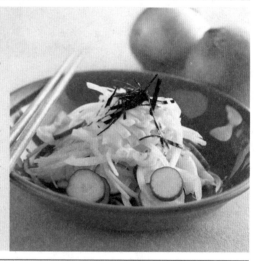

【原材料】花枝60克，小黄瓜20克，紫菜丝0.5克，洋葱丝40克，葱末2克，丁香2支。

【调味料】白酒10克，香醋10克，橄榄油2克。

【做法】

①花枝洗净、切小片，放入滚水汆烫、取出待凉；小黄瓜洗净、切圆片。

②洋葱丝、白酒、丁香放入锅，转小火煮沸、待凉，加入香醋、橄榄油拌匀，调成油醋汁。

③花枝、小黄瓜、葱末、油醋汁拌匀，装盘撒上紫菜丝即可食用。

茄子炖土豆

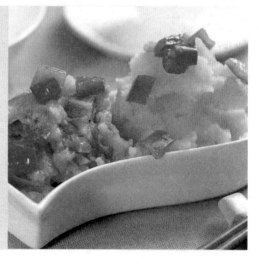

【原材料】茄子150克，土豆200克，青辣椒20克，红辣椒20克。

【调味料】葱5克，盐3克，鸡精3克。

【做法】

①土豆去皮洗净切块；茄子洗净切滚刀块；青、红辣椒洗净切丁；葱洗净切花。

②净锅上火，倒入油，油热后以葱花煸炒出香味，放入土豆、茄子翻炒，加盐，放高汤用大火煮30分钟。

③将土豆、茄子煮软后用勺压成泥，加入鸡精，出锅撒入青、红椒丁即可。

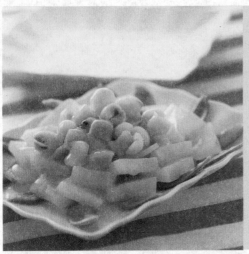

莲子干贝烩冬瓜

【原材料】干莲子20克，冬瓜500克，干贝100克。

【调味料】盐5克，香油5克，水淀粉适量。

【做法】

①干莲子泡水10分钟，用电锅蒸熟后取出；冬瓜去皮去子洗净后切片；干贝洗净蒸熟。

②锅内倒入清水，放入干贝和莲子煮沸后转中火，再放入冬瓜片拌炒片刻，盖上锅盖续煮5分钟，加入盐、香油炒匀，最后加入调匀的水淀粉勾芡即可。

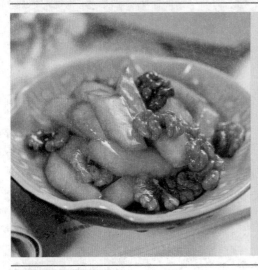

琥珀冬瓜

【原材料】冬瓜200克，核桃仁100克。

【调味料】白糖、冰糖、熟猪油、糖色各适量。

【做法】

①冬瓜洗净，削皮去瓤，切成4厘米长、1厘米厚的菱形片；核桃切片备用。

②锅置火上，倒入熟猪油烧至三成热，放入清水、白糖、冰糖、糖色烧沸，再放入冬瓜片，用旺火烧约10分钟，用小火慢慢收稠糖汁。

③待冬瓜缩小，呈琥珀色时，撒入核桃仁片，装入盘内即可。

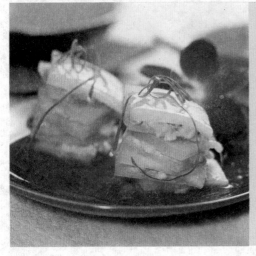

酿冬瓜

【原材料】冬瓜500克，冬菇、冬笋各50克，豆腐1块。

【调味料】味精、盐各3克，淀粉15克，香油、姜末各5克。

【做法】

①冬瓜去皮、瓤，洗净切成块，放开水锅内煮至六成熟时捞出，沥去水分。

②豆腐压碎放在碗里；冬菇洗净，冬笋去皮洗净，均切成末，放豆腐泥里，加调味料拌成馅。

③冬瓜块切片，把馅夹在冬瓜片里，摆放在碗中，加入汤、盐、味精，上笼蒸10分钟后取出，扣在盘内；把汤烧沸，勾芡，浇在冬瓜上即成。

干贝黄瓜盅

【原材料】黄瓜150克，新鲜干贝100克，生地10克，芦根10克，枸杞5克。

【调味料】盐、淀粉各适量。

【做法】

①生地和芦根放入棉布袋与清水倒入锅中，以小火煮沸，约3分钟后关火，滤取药汁。

②黄瓜去皮洗净，切小段，挖除每个黄瓜中心的子，并塞入1个干贝，摆入盘中。

③枸杞撒在黄瓜上面，放入电锅内蒸熟，或是放置在蒸笼上以大火蒸10分钟。

④药汁加热，沸腾时调淀粉水勾芡，调入盐，趁热均匀淋在蒸好的黄瓜干贝盅上面即可食用。

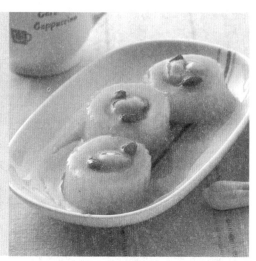

芹菜炒香菇

【原材料】芹菜400克，水发香菇50克。

【调味料】食盐、干淀粉、酱油、味精、菜油各适量，醋5克。

【做法】

①芹菜去叶、根，洗净剖开，切成段待用；香菇洗净切片。

②盐、醋、味精、淀粉混合后装在碗里，加水约50毫升兑成芡汁待用。

③炒锅烧热，倒入菜油30克，油烧至无泡沫、冒青烟时，入芹菜煸炒2 3分钟，投入香菇片迅速炒匀，再加入酱油稍炒，淋入芡汁速炒，起锅即成。

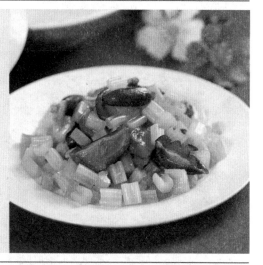

西兰花冬笋

【原材料】西兰花250克，冬笋200克。

【调味料】盐3克，味精2克。

【做法】

①西兰花洗净后，掰成小朵；冬笋洗净切成块。

②锅中加水烧开，下入冬笋块焯去异味后，捞出。

③锅置火上，油烧热，下入冬笋、西兰花、调味料，炒至入味即可。

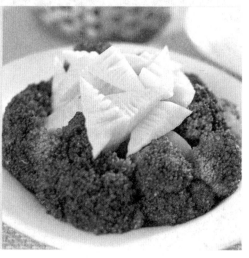

副菜类

高血压患者在副菜类饮食上应适当多吃一些润燥、降压的食物。比如豆腐、花椰菜、红豆、玉米、山药、秋葵、花枝、魔芋等，这些食物含有丰富的钾离子，可以对抗钠离子对血压升高的作用，同时也起到补中益气，生津润燥的作用，长期食用可以有效地降低血压。

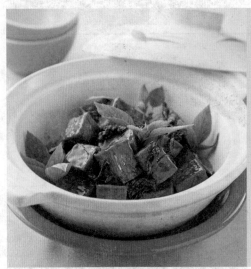

三杯豆腐

【原材料】九层塔100克，传统豆腐220克。

【调味料】低盐酱油5克。

【做法】

①九层塔挑取嫩叶、洗净；传统豆腐洗净、切方块备用。

②起油锅，放入豆腐炸至两面酥黄，捞起沥干，放置另一个锅。

③加入2碗水、低盐酱油，转大火煮沸，再转小火煮至水分收干。

④加入九层塔拌匀即可食用。

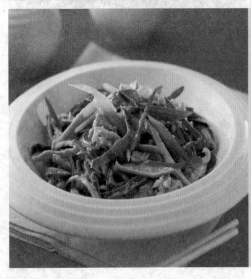

陈丝双脍

【原材料】猪里脊肉60克，青葱5克，陈皮5克，辣椒2克。

【调味料】淀粉5克，冰糖10克，米酒5克，油5克。

【做法】

①青葱洗净、切丝；辣椒去子、切成丝状；淀粉加20毫升水调匀。

②陈皮用温水泡10分钟、切丝；猪里脊肉洗净、切丝。

③猪肉丝加入米酒、淀粉拌匀，放入油搅匀。

④起油锅，转中火，放入猪肉丝拌炒略熟。

⑤加入冰糖、陈皮丝炒匀，倒入淀粉水勾薄芡。起锅前撒下葱丝、辣椒丝即成。

麻酱牛蒡

【原材料】牛蒡80克，芝麻5克，辣椒丝10克。

【调味料】芝麻酱5克，香醋5克，无盐酱油3克，蒜末5克，红砂糖5克。

【做法】

①牛蒡削皮洗净、切丝（注：牛蒡泡水时，颜色会变成墨绿色，泡盐水则是变浅黄色）。

②煮锅加水滚沸，放入牛蒡丝（水要盖过牛蒡）煮6分钟，捞起、沥干水分。

③调味料放入碗拌匀，牛蒡丝放入盘，撒上辣椒丝、调味料、炒好的芝麻即可食用。

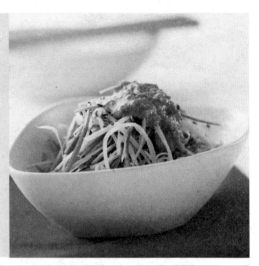

醋渍大豆

【原材料】黄豆40克。

【调味料】红砂糖10克，白醋5克。

【做法】

①黄豆洗净、泡水8小时备用。

②黄豆放入锅，移入蒸笼，转中火蒸1小时。

③红砂糖、半碗水放入锅，转中火煮滚，放入黄豆，待水快收干，再加入醋即可食用。

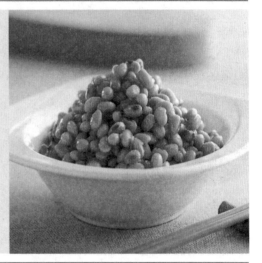

彩蔬肉片

【原材料】莲子20克，小黄瓜20克，香菇10克，甜椒10克，肉片20克，胡萝卜10克，蒜仁适量。

【调味料】橄榄油10克。

【做法】

①莲子放入碗，泡水2小时，移入蒸锅煮熟；淀粉加20毫升水拌匀；小黄瓜、香菇洗净、切片；甜椒去籽、洗净、切片；胡萝卜削皮、洗净、切片。

②小黄瓜、香菇、甜椒、胡萝卜、肉片放入滚水余烫至熟备用；起油锅，放入蒜仁、香菇爆香，加入全部材料拌炒。

③起锅前，放入淀粉水勾芡即可食用。

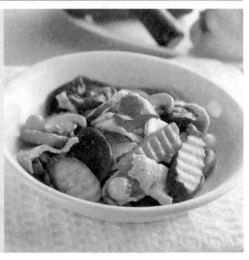

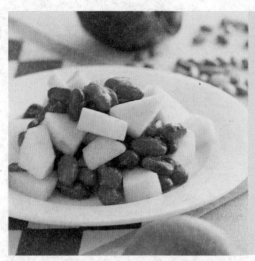

凉拌苹果花豆

【原材料】苹果100克，花豆120克。

【调味料】红砂糖15克，柠檬汁3克。

【做法】

①花豆泡水8小时，放入滚水煮熟，捞起沥干备用。

②苹果削皮、洗净、切丁，放入500毫升水，倒入柠檬汁备用。

③苹果丁捞起放入锅，加入花豆、红砂糖拌匀即可食用。

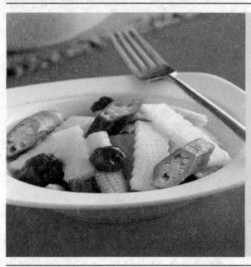

玉米笋炒山药

【原材料】山药35克，胡萝卜20克，秋葵35克，玉米笋20克，红枣5克。

【调味料】味精5克。

【做法】

①山药削皮、洗净、切片；秋葵、玉米笋洗净、斜切；胡萝卜削皮、切片。

②山药、胡萝卜、秋葵、玉米笋放入滚水煮熟，捞起备用。

③红枣洗净、去子，放入滚水煮15分钟，捞起、沥干备用。

④起油锅，放入秋葵、玉米笋、胡萝卜拌炒，再加山药片及红枣拌匀即可食用。

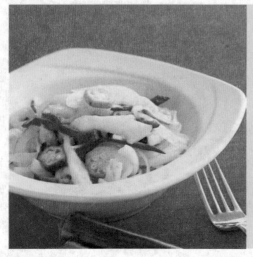

秋葵拌花枝

【原材料】秋葵20克，花枝25克，洋葱10克，辣椒5克。

【调味料】醋10克，味精5克。

【做法】

①花枝洗净、剥皮、切丝，放入滚水汆烫、捞起、泡冷水备用。

②洋葱洗净、剥皮、切丝；秋葵洗净、切小片；辣椒洗净、切丝。

③醋、味精、洋葱丝放入碗拌匀，加入花枝与秋葵即可食用。

凉拌马齿苋

【原材料】马齿苋300克。

【调味料】盐3克，味精、糖各4克，蒜蓉、麻油各少许。

【做法】

①马齿苋去根洗净。

②将马齿苋焯水后冲凉装盘。

③加盐、味精、糖、蒜蓉、麻油拌匀即可。

【营养功效】马齿苋作为一种野菜，不仅能做出可口的佳肴，又能起到预防某些疾病的效果。调查研究发现，"三高"人群经常吃马齿苋可保护血管。

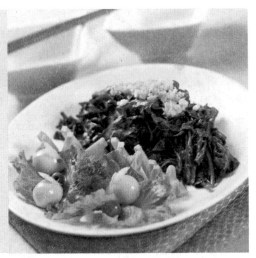

芹菜炒花生米

【原材料】花生米200克，芹菜50克，胡萝卜50克。

【调味料】茄汁10克，盐3克，味精2克，糖3克。

【做法】

①芹菜去叶，洗净切丁，下入锅中焯水后捞出，沥干水分；胡萝卜洗净切丁。

②花生米洗净，放入油锅中，加入盐、味精、白糖，再下芹菜丁、胡萝卜丁一起炒入味。

③盛出装盘，加茄汁拌匀即可。

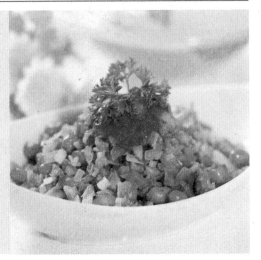

海蜇拌土豆丝

【原材料】海蜇100克，土豆200克。

【调味料】盐5克，醋4克，味精3克，酱油5克，辣椒油3克，姜10克，葱10克。

【做法】

①海蜇洗净切细丝；土豆去皮洗净切丝；姜洗净切丝；葱洗净切细丝。

②海蜇、土豆入沸水中烫至熟，捞出。

③土豆与海蜇加所有调味料一起拌匀即可。

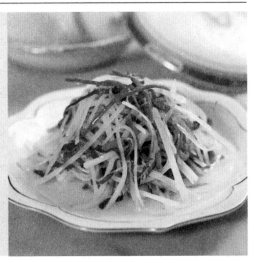

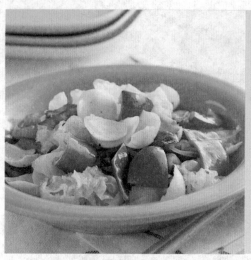

百合蔬菜

【原材料】豌豆夹15克，新鲜香菇10克，白木耳10克，青椒10克，红椒10克，百合30克。

【调味料】低钠盐0.5克，淀粉4克。

【做法】

①百合剥片，洗净；白木耳泡水至软，洗净、摘除老蒂，放入滚水汆烫、捞起沥干。

②豌豆夹摘除头部、洗净；红椒洗净，切成条状；淀粉加水调匀备用。

③新鲜香菇洗净，切粗条，汆烫，捞起沥干。

④起油锅，放入百合炒至透明，加入香菇、白木耳拌炒，再加盐、豌豆、红椒快炒，放入淀粉水勾薄芡即可食用。

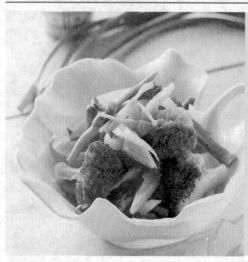

五彩缤纷什蔬

【原材料】红椒、黄椒各50克，洋葱80克，西兰花250克，金针60克，鲍鱼菇、金针菇各100克，木耳50克，玉米笋60克。

【调味料】蒜片30克，姜丝、盐各适量。

【做法】

①先将洋葱、西兰花、金针、金针菇、红椒、黄椒、鲍鱼菇、玉米笋和木耳洗净切好；油锅爆香姜丝，再入洋葱、西兰花、金针、鲍鱼菇、玉米笋、木耳，加少许水焖一下。

②随即下入金针菇、蒜片、红椒、黄椒拌炒一下，最后加点盐即可。

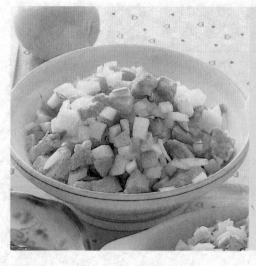

苹果鸡丁

【原材料】鸡胸肉150克，洋葱30克，苹果80克，青椒20克。

【调味料】盐少许。

【做法】

①鸡胸肉洗净，剁丁，过油；洋葱、青椒洗净，切丁（同鸡胸肉大小）备用。

②苹果洗净，带皮切丁，泡盐水，备用。

③起油锅，将洋葱、青椒爆香后，加入鸡胸肉和盐拌炒，起锅前放入苹果拌炒匀，即可食用。

豆乳碗蒸

【原材料】嫩豆腐80克，干贝15克，鸡蛋30克，草菇5克。

【调味料】白胡椒粉1克，米酒5克，牛乳40克，淀粉少许。

【做法】

①嫩豆腐打碎，用纱布沥干水分；草菇洗净、切碎；干贝放入碗，加1/3碗水、米酒，移入蒸锅，转中火蒸30分钟取出，留下汤汁。

②草菇、干贝汁、盐、胡椒粉入锅，转中火待滚，加淀粉水勾芡，即成酱汁。干贝剥细丝，加豆腐、鸡蛋、白胡椒粉、牛奶、淀粉拌匀。

③移入蒸锅蒸5分钟，食用时淋上酱汁即可食用。

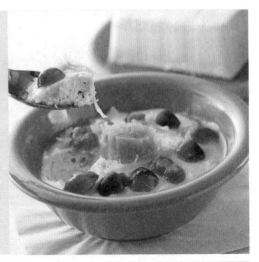

柠檬白菜

【原材料】山东白菜80克，海带芽10克，柠檬5克，辣椒2克。

【调味料】淀粉5克。

【做法】

① 辣椒去子、切细丝；柠檬洗净、削皮、切丝；淀粉加20毫升水拌匀。

②海带芽、白菜洗净，放入滚水氽烫至熟、捞起、沥干。

③ 起油锅，放入白菜、海带芽、辣椒丝及适量水炒匀。加入柠檬丝，倒入淀粉水勾芡即可食用。

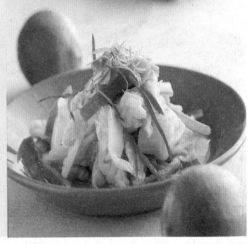

蛋炒竹笋丁

【原材料】春笋150克，鸡蛋4个。

【调味料】麻油5克，盐4克，味精1克，葱50克。

【做法】

①春笋洗净切丁；葱洗净切段；鸡蛋先磕入碗内打散。

②炒锅置火上，放油烧热，投入笋丁煸炒数下，出锅晾凉，然后与葱段一起放入蛋液中搅匀。

③之后倒入锅内搅炒，待蛋液裹满笋丁，加入盐、味精和麻油翻炒均匀，盛入盘内即成。

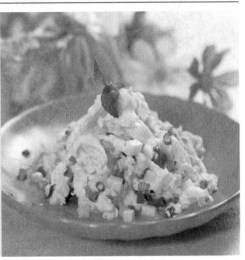

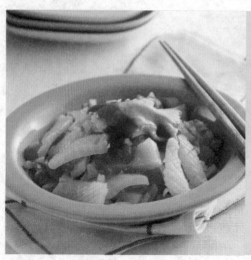

五味魔芋

【原材料】蒜头10克，魔芋60克，番茄20克。

【调味料】酱油膏2克，香醋5克，糖5克。

【做法】

①蒜头洗净、去皮、切末；番茄洗净、切末备用。

②魔芋洗净、切小块，放入滚水汆烫、捞起、泡冰水备用。

③魔芋放入锅，加入蒜末、番茄末、酱油膏、香醋、糖拌匀即可食用。

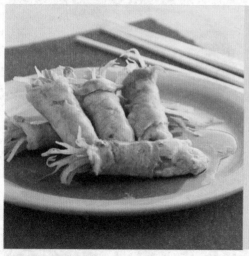

蔬菜肉卷

【原材料】瘦肉片40克，小黄瓜、胡萝卜各20克，绿葱、莴苣、豆芽各10克，海带15克，柴鱼片5克。

【调味料】无盐酱油5克。

【做法】

①柴鱼片、海带放入锅，加入4碗水，转中火煮剩1碗水，倒入无盐酱油，成为酱汁备用。

②瘦肉片放入滚水汆烫至熟，倒入冷水浸泡2分钟、捞起、沥干水分；莴苣、葱、胡萝卜、小黄瓜洗净、切丝，泡水沥干；绿豆芽洗净、放入滚水汆烫、捞起冲水备用。

③瘦肉片摊平，放入以上材料卷起，食用时蘸用酱汁即可。

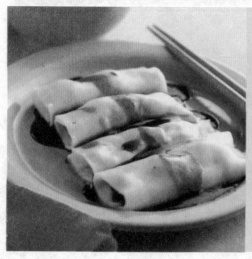

双味肠粉

【原材料】虾仁20克，韭菜80克，猪肉丝40克，香菜10克，河粉100克，红枣2克，枸杞3克，熟地黄5克。

【调味料】米酒、淀粉各5克，甜辣酱、无盐酱油各3克。

【做法】

①药材入碗加水，移入蒸锅，中火蒸30分钟，制成药汁；虾仁去肠泥，由背部切开，但不切断。

②韭菜、香菜洗净切段；淀粉加水拌匀。

③肉丝、虾仁腌15分钟；河粉切成四方形，分别包入猪肉和韭菜、虾仁和韭菜，卷成直筒状，中火蒸6分钟；药汁放入锅，加入水淀粉勾芡，淋在粉肠上，撒上香菜即可食用。

花椰鲜干贝

【原材料】花椰菜100克，新鲜干贝30克，红椒10克，黄椒10克。

【调味料】油5克，酒2克，淀粉4克。

【做法】

①花椰菜洗净、切小朵；干贝洗净；红椒、黄椒洗净、切块备用。

②花椰菜、干贝，放入滚水烫熟；淀粉加30毫升水拌匀备用。

③起油锅，放入红椒、黄椒、干贝拌炒，再加入少许淀粉水勾芡、装盘。

④花椰菜置放盘边装饰（亦可将花椰菜一起加入拌炒）即可食用。

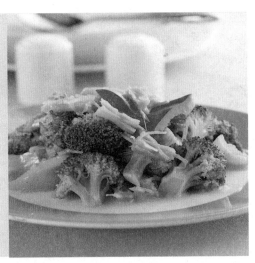

芥末花椰菜

【原材料】绿花椰菜100克。

【调味料】色拉酱5克，全脂鲜乳10克，芥末酱2克。

【做法】

①色拉酱、全脂鲜乳、芥末酱放入碗，搅拌均匀，即成酱汁备用。

②绿花椰菜洗净、切小朵，放入滚水，加入盐及少许油，汆烫1分钟，取出装盘。

③酱汁淋在花椰菜上即可食用。

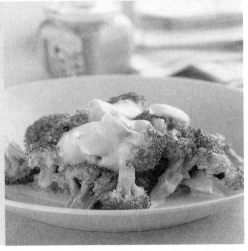

凉拌花椰红豆

【原材料】花椰菜、洋葱、大红豆各适量。

【调味料】橄榄油3克，柠檬汁少许。

【做法】

①洋葱剥皮、洗净、切丁、泡水备用。

②花椰菜切小朵，放入滚水汆烫至熟，捞起、泡冰水备用。

③橄榄油、柠檬汁调成酱汁备用。

④洋葱沥干放入锅，加入花椰菜、大红豆、酱汁混合拌匀即可食用。

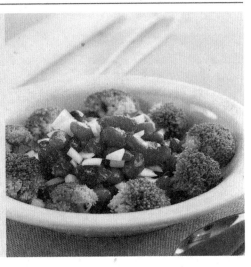

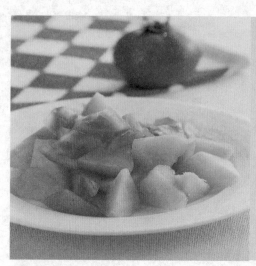

红茄番薯

【原材料】番薯150克，红番茄60克。

【调味料】红砂糖20克。

【做法】

①番薯洗净、削皮、切块；番茄洗净、切块。

②番薯放入锅，加入红砂糖，加水盖满材料煮至熟软、待凉。

③加入红番茄拌匀即可食用。

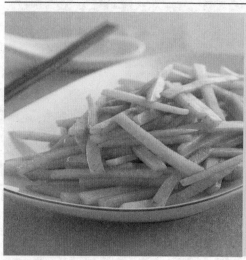

咖喱洋芋

【原材料】马铃薯120克。

【调味料】色拉油3克，香醋2克，红砂糖2克，咖喱粉少许。

【做法】

①马铃薯削皮、洗净、切条状，泡水备用。

②起油锅，加入马铃薯、香醋、红砂糖、咖喱粉拌炒。

③加入少许水焖熟即可食用。

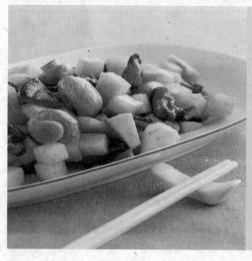

咖喱菇菇

【原材料】洋菇10克，新鲜香菇10克，马铃薯30克，苹果80克。

【调味料】色拉油5克，咖喱粉10克，黑胡椒粉2克，无盐酱油2克。

【做法】

①洋菇、香菇洗净，放入滚水汆烫、捞起备用。

②马铃薯削皮、洗净、切丁，放入滚水汆烫、捞起备用。

③苹果削皮、切丁、泡水备用。

④起油锅，放入洋菇、香菇、马铃薯丁拌炒，加入咖喱粉、无盐酱油，待汁收干。

⑤放入苹果丁拌匀，食用时撒上黑胡椒粉即成。

汤品类

　　汤是餐桌上不可缺少的佳肴，同时，汤以其特有的保健功效，得到了营养学家们的赞许。高血压患者实际上与健康人一样，三大营养物质脂肪、蛋白质和糖的摄入比例要合理。只要搭配合理、正确饮用，汤水中富含的各种营养物质就可以让身体均衡吸收，从而达到增强身体对疾病的抵抗能力，降低血压。

青木瓜鱼片汤

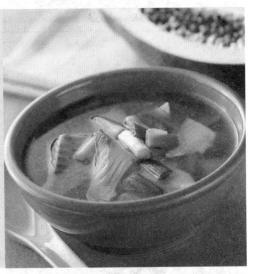

【原材料】鱼肉片80克，木瓜60克，青葱5克，姜片2克。

【调味料】米酒2克。

【做法】

①鱼肉片洗净，青葱洗净、切段。

②木瓜削皮、去子、洗净，切块放入锅，加水盖满材料；以大火煮沸，转小火续煮20分钟，再加入米酒。

③放入鱼肉片、青葱段、姜片煮熟即可食用。

竹笙虾丸汤

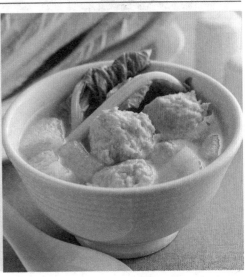

【原材料】虾仁80克，竹笙50克，小白菜10克。

【调味料】淀粉10克，高汤300克，米酒3克。

【做法】

①竹笙泡水，连换5~6次的水，直到水呈清澈力止。

②虾仁洗净、剁碎，加入盐、米酒、淀粉拌匀，做成虾丸，移入蒸笼，转中火蒸5分钟。

③竹笙去蒂，切成3厘米长段，放入滚水汆烫，捞起沥干。

④高汤倒入锅，转中火待滚，放入竹笙、小白菜煮沸，加入虾丸续煮1分钟即可食用。

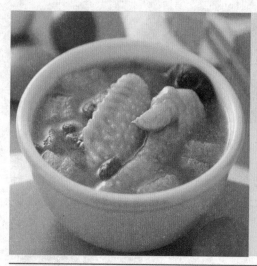

竹荪鸡汤

【原材料】枸杞20克，鸡翅200克，竹荪5克，香菇25克。

【调味料】盐适量。

【做法】

①鸡翅洗净剁小块，用热水汆烫，捞起后沥干水分；竹荪用冷水泡软，挑除杂物，洗净后切小段；香菇洗净，备用；枸杞洗净。

②将枸杞、鸡翅、香菇和水放入锅中，用大火煮滚后转小火，炖煮至鸡肉熟烂，放入竹荪，煮约4分钟，加盐调味即可。

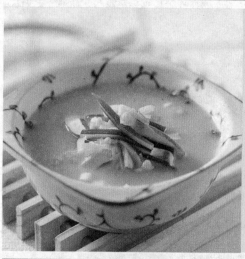

味噌三丝汤

【原材料】海带卷10克，金针菇15克，豆干50克。

【调味料】味精适量。

【做法】

①海带卷洗净切丝；金针菇洗净切段；豆干洗净，横刀切半，切薄片；味精加少许水调开。

②锅中加水，下所有原材料煮熟，最后加上味精搅匀煮滚即可。

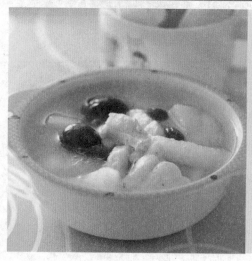

鲤鱼冬瓜汤

【原材料】茯苓25克，红枣30克，枸杞15克，鲤鱼450克，冬瓜200克。

【调味料】盐、姜片各适量。

【做法】

①将茯苓、红枣、枸杞洗净，茯苓压碎用棉布袋包起，一起放入锅中备用。

②鲤鱼洗净，取鱼肉切片；鱼骨切小块，用棉布袋包起备用。

③冬瓜去皮洗净，切块状，和姜片、鱼骨包在一起放入锅中，加入适量水，用小火煮至冬瓜熟透，放入鱼片，转大火煮滚，加盐调味，再挑除药材包和鱼骨即可。

参片莲子汤

【原材料】人参片10克，红枣10克，莲子40克。

【调味料】冰糖10克。

【做法】

① 红枣洗净、去子；莲子洗净。

② 莲子、红枣、人参片放入炖盅，加水盖满材料（约11分满），移入蒸笼，转中火蒸煮1小时。

③ 加入冰糖续蒸20分钟，取出即可食用。

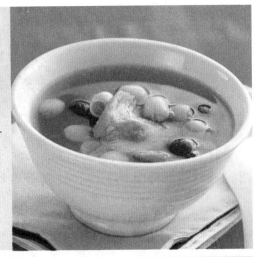

薏仁猪肠汤

【原材料】薏仁20克，猪小肠120克。

【调味料】米酒5克。

【做法】

① 薏仁用热水泡1小时；猪小肠放入滚水汆烫至熟、切小段。

② 猪小肠、500毫升水、薏仁放入锅中煮沸，转中火煮30分钟。

③ 食用时，倒入米酒即成。

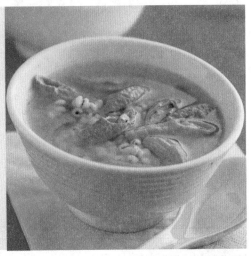

自制大骨高汤

【原材料】大骨1000克，香菇头30克，高丽菜200克，胡萝卜200克，白萝卜200克，黄豆芽100克，玉米骨200克。

【调味料】醋适量。

【做法】

① 大骨洗净、汆烫，漂水30分钟。

② 将香菇头、高丽菜、胡萝卜、白萝卜、黄豆芽、玉米骨等材料洗净，沥干水分备用。

③ 取5升水，开中火煮滚，加入所有材料。

④ 转小火续煮3小时，调入醋，再将材料过滤，留汤即成高汤。

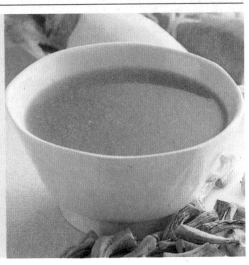

甜品类

在食疗中甜品最为简便，也容易吸收，并且尤其适合于老年高血压患者。选取一些合适的食材，如香蕉、南瓜灯，制作成甜品给高血压患者食用，可以明显降低高血压，达到营养均衡、增强体质的效果。

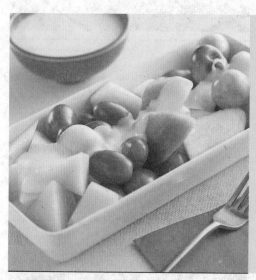

优酪什锦水果

【原材料】酸奶（低脂）6克，苹果丁30克，小番茄、莲雾各50克，李子10克，奶粉20克。

【调味料】糖6克。

【做法】

①小番茄、莲雾、李子洗净；将酸奶、糖、奶粉加热水拌匀，再加入苹果丁。

②倒入杯中，用50℃发酵箱发酵。

③发酵完毕后，放入冰箱冷藏。

④食用时，上面装饰莲雾、小番茄、李子即可。

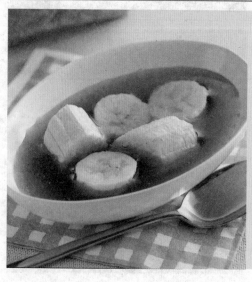

麦芽香蕉

【原材料】 香蕉150克，麦草汁320克。

【调味料】麦芽糖5克，蜂蜜5克。

【做法】

①香蕉去皮、切段。

②麦草汁、蜂蜜、麦芽糖放入碗调匀。

③加入香蕉段即可食用。

毛丹雪耳

【原材料】西瓜20克，红毛丹60克，银耳5克。

【调味料】冰糖5克。

【做法】

①银耳泡水，去除蒂头，切小块，放入沸水中焯烫后捞水沥干待用。

②西瓜去皮，切小块；红毛丹去皮，去子。

③将冰糖和少量水熬成汤汁，待凉。

④西瓜、红毛丹、银耳、冰糖水放入碗中，拌匀即可。

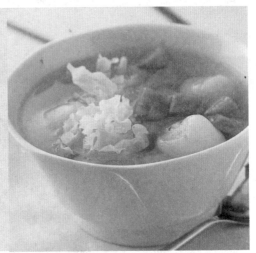

酒酿红枣蛋

【原材料】鸡蛋60克，甜酒酿10克，枸杞5克，红枣4克。

【调味料】红砂糖10克。

【做法】

①鸡蛋放入开水中煮熟，剥去外壳；红枣、枸杞洗净。

②红枣、枸杞放入锅中，加入2碗水煮沸，转小火煮剩约1碗水。

③加入鸡蛋、甜酒酿、红砂糖，稍煮入味即可。

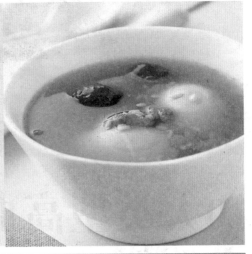

豆奶南瓜球

【原材料】南瓜50克，黑豆200克。

【调味料】糖10克。

【做法】

①黑豆洗净、泡水8小时，放入果汁机搅打，倒入锅煮沸。

②滤取汤汁，即成黑豆浆。

③南瓜削皮洗净，用挖球器挖成圆球，放入滚水煮熟，捞起沥干。南瓜球、黑豆浆装杯即可食用。

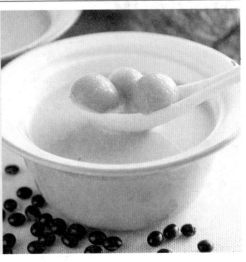

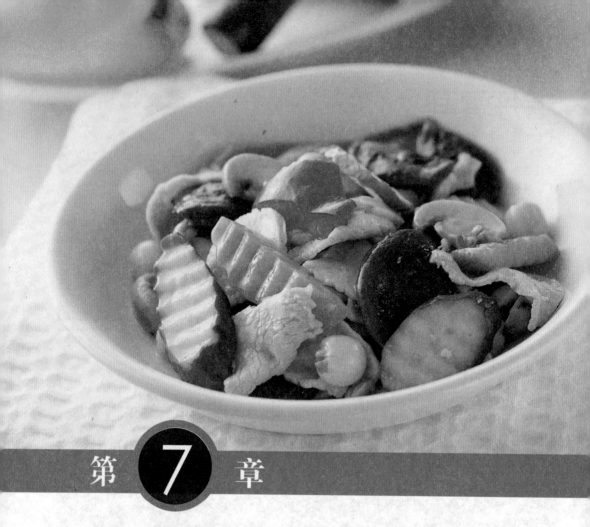

第 **7** 章

10大类型高血压患者的饮食调理

　　高血压常常伴有合并症，而且高血压持续时间越久，血压就越高，尤其是收缩压越高。血压差越高，年龄越大，组织器官受损的可能性越大，越容易产生合并症。一旦合并有肥胖、糖尿病、高脂血症、高尿酸血症或肾功能减退等病症，饮食治疗时就不能仅仅针对高血压，而要根据合并症来综合考虑。

合并肥胖症的高血压患者的饮食调理

高血压合并肥胖症的患者一定要管好自己的嘴，不要贪吃，但也不能盲目节食，盲目节食减肥反而对身体不利，最好循序渐进地减肥。除每日运动外，要在牢记"低盐，低脂，补钾，补钙，增加优质蛋白质，减少多余热量摄入"的原则，进行自我饮食调整。

⊙饮食原则

减少平日饮食量，控制热量摄入，每顿饭以"半饱"为好。每日总热量5021~5858千焦（1200~1400千卡）。

少食多餐，细嚼慢咽，每顿用餐时间不少于20分钟。

多吃些杂粮或粗粮，多吃新鲜蔬菜和瓜果，有利健康。

禁食或少吃甜食、蜜饯及花生、瓜子等坚果类食品。戒酒和甜饮料。

饮食清淡，烹饪宜采用蒸、煮、烧、炒、拌，忌用油煎、炸、腌、熏等。

宜食食物：大豆及其制品、绿豆、赤豆、刀豆、荷兰豆、四季豆、魔芋；牛奶、鱼、虾、瘦肉，去皮禽肉，芹菜、生菜、油菜等绿叶蔬菜；竹笋、洋葱、蒜苗、萝卜、茭白、冬瓜、黄瓜、丝瓜、金瓜、西葫芦、大白菜、西红柿、茄子、海带、蘑菇、木耳、香菇、海蜇，燕麦片、高粱米；苹果、梨、柚子、猕猴桃、山楂等。

忌食或少食食物：油炸食品、罐头食品、甜点、糖果、蜜饯、曲酒、肥肉、动物油、花生、核桃、瓜子、腌制品、冰激凌、麦乳精、巧克力、黄油、奶油、桂圆、荔枝、椰子等。

⊙食谱举例

超重、肥胖的高血压患者适用。

早餐：燕麦粥50克，煮鸡蛋1个，香油拌芹菜250克，牛奶250克。

午餐：米饭1小碗，蒜泥拌白肉（瘦）50克，拍黄瓜250克，生西红柿250克。

晚餐：馒头50克，荷叶粉蒸鸡（瘦）100克，黄瓜炒西红柿200克，炖白菜（木耳、虾皮少许）100克。

夜宵：猕猴桃1个，豆浆250毫升。

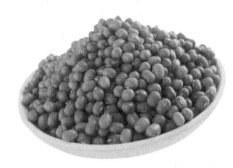

合并糖尿病的高血压患者的饮食调理

饮食治疗是糖尿病最基本的治疗方法。有人认为患了糖尿病应少吃饭多吃菜，甚至不敢吃饭，有人却持无所谓的态度，照样乱吃乱喝，但结果产生了严重并发症。对于高血压合并糖尿病的患者，在治疗高血压的同时要认真执行饮食治疗才能控制病情。

⊙饮食原则

在维持理想体重的基础上控制总能量。碳水化合物占总能量的50%~65%，以淀粉类碳水化合物为主。蛋白质占总能量的12%~18%，其中奶、鱼、瘦肉占一半左右。

主食多选择血糖指数较低的全谷类和粗粮，如全麦粉、燕麦、荞麦和粗玉米等。

食物清淡、少盐。避免吃肥肉、肥禽、油脂含量高及盐腌的食物。有条件的话，可采用茶油、橄榄油等高油酸的植物油。

多摄入富含膳食纤维的食物。每日蔬菜不少于500克。如仍有饥饿感，可适当增加蔬菜、魔芋等的量来调整饮食。

少食多餐，定时定量。餐后血糖较高者，可在总量不变的前提下视情况分为4~5餐，同时防止低血糖。

宜食食物：菠菜、空心菜、白菜、橄榄菜，芹菜等叶茎类蔬菜；西红柿、冬瓜、苦瓜、黄瓜、佛手瓜等瓜茄类，果胶等琼脂类。

忌食或少食食物：红糖、冰糖、蜂蜜等简单糖类；巧克力、糖果、蜜饯、高糖油糕点、冰激凌、甜点、油酥点心等各类甜食；可乐、雪碧、椰奶、糖水罐头等含糖饮料；高脂肪油炸食物；香肠、火腿、咸肉等加工肉类。

⊙食谱举例

中等身材、体重正常、活动量较少的男性或从事一般体力劳动的女性患者。

早餐：牛奶250克，切片面包2片，鸡蛋1个，生菜2片，西红柿1个。

午餐：虾仁豆腐225克，韭菜绿豆芽200克，海带小排骨汤（海带50克、小排骨2块），米饭1小碗。

晚餐：木耳鱼片50克，拌苦瓜200克，鸡毛菜汤（鸡毛菜50克），米饭1小碗。

夜宵：柚子1个（120~150克）。

合并高血脂症的高血压患者的饮食调理

高血脂症往往伴随高血压而存在。高血脂症有多种类型，有的是混合型，有的以高胆固醇血症为主，有的以高三酰甘油血症为主，有的则以低密度脂蛋白的升高为特征。饮食原则总的来说是一致的，但在具体食物的选择中各种类型的高脂血症应有所不同。

⊙饮食原则

总能量不宜过高。避免高脂肪、高胆固醇的食物。

饮食清淡，避免重油、油炸、煎烤和过咸的食物。烹调用油限量，最好选用茶油或改良菜子油作为烹调用油。

适量控制主食及甜食、水果，特别是对高三酰甘油血症患者。

多吃新鲜蔬菜、豆制品和全谷类。多吃洋葱、大蒜、苦瓜、山楂、木耳、香菇、海带、大豆及甘蓝等具有调脂作用的食物。

宜食食物：燕麦、荞麦、米、全麦、玉米、高粱等谷类；大豆及其制品、赤豆、绿豆、花豆等豆类；低脂奶、脱脂奶、低脂奶酪；蛋白、青鱼、鲫鱼、鲳鱼、虾、海蜇、海参、兔肉、去皮禽肉、限量瘦肉；青菜、白菜等各种叶菜类；茄子、冬瓜等瓜菜类；苹果、桃等水果。

忌食或少食食物：蛋黄、脂肪高的肉类、花生、坚果、重油糕点、各种油脂、全脂奶、高脂肪食物、加工肉类、盐腌食物、烟熏食物、蟹黄、鱼子、动物内脏、乌贼、鱿鱼等。

⊙食谱举例

活动较少、体重正常的男性或从事较轻劳动的女性适用。

早餐：低脂奶1杯，全麦切片面包2片，煮鸡蛋1个，生黄瓜半条。

如血胆固醇较高，早餐改成隔天吃一次鸡蛋，不用鸡蛋时，可用豆腐干替代。

午餐：米饭3/4小碗，鲫鱼豆腐汤（鲫鱼毛重150克、豆腐200克），香菇油菜200克。

午餐后加餐：中等大小橘子1个。

晚餐：荞麦大米饭3/4小碗，蒸牛肉饼50克，青椒茭白丝（青椒150克、茭白丝50克），紫菜虾皮汤（紫菜2克、虾皮2克）。

合并高尿酸血症的高血压患者的饮食调理

高血压患者往往也是高尿酸血症的高发人群。如果发现尿酸值轻度升高，可以通过调整饮食来减少嘌呤的摄入量从而使尿酸降低。尿酸中或重度升高的病人就需要控制饮食和采取药物治疗。因此，高血压合并高尿酸血症的患者应注意自己的饮食，以控制病情。

⊙饮食原则

控制体重。超重和肥胖是高尿酸血症和痛风的危险因素，特别是肥胖者要通过控制能量和增加活动使体重达到或接近理想体重。

限制嘌呤。尿酸高的人日常饮食中应多选用奶、蔬菜、鲜果等嘌呤含量低的食物，适量选用瘦肉、豆类等嘌呤含量中等的食物，避免食用高嘌呤食物。

少量油盐。饮食中避免食用肥肉、肥禽及一切脂肪含量高的食物，并限量使用烹调用油。每日食盐量应不高于5克。

戒除烟酒，多摄入水分。吸烟有害健康，酒精可引起体内乳酸累积，抑制尿酸的排出，但水分有利于稀释尿酸浓度，也有利于尿酸排出。每日饮水量应不少于2000毫升。

多食蔬菜水果。蔬菜、水果可使尿液碱化，有利于尿酸的排出并防止尿酸结石的形成。

可随意选用低嘌呤或不含嘌呤的食物：精白米、精白面粉、各种淀粉、精白面包、饼干、馒头、面条等谷类；各种蛋及蛋制品（胆固醇高者限用蛋黄）；各种鲜奶等乳制品；卷心菜、胡萝卜、鸡毛菜等蔬菜及各种薯类；各种鲜果、干果、果酱、果汁。此类食物可随意选用。

限量食用嘌呤含量较少的食物：芦笋、花菜、羊肉、火腿等。此类食物可限量食用，每日1次，每次不超过100克。

忌食高嘌呤食物：凤尾鱼、肝、肾、脑、肉汁、蟹黄、沙丁鱼。应避免食用这些食物。

⊙食谱实例

早餐：粥1小碗，馒头50克，煮鸡蛋1个，拌莴笋100克。

午餐：米饭1小碗，清蒸鱼100克，青菜150克，西红柿冬瓜汤150克。

晚餐：白菜木耳粉丝水饺（白菜200克、干木耳2克、干粉丝10克、面粉100克）。

消夜：酸奶250毫升，西瓜250克，柚子2片。

合并肾功能减退的高血压患者的饮食调理

肾脏既是一个排泄器官，也是一个具有内分泌功能的器官。肾脏疾病如得不到控制可以引起高血压，高血压如控制不好，可以引起肾脏损害。合理的饮食可以减轻肾脏的负担，供给所需的营养，促进身体康复。

⊙饮食原则

控制每日蛋白质的摄入量。一般为每日30~50克。

选用优质蛋白质，如限量的蛋、奶、瘦肉、鱼、虾等。用麦淀粉和薯类代替部分主食，以减少非优质蛋白质的量。

保证能量的需要。在限制蛋白质的同时，要摄入一定的碳水化合物及脂类以提供所需能量。

食物多样化，宜清淡，少盐，避免油炸及烟熏食物。避免食用豆类食品和高钠食品，豆浆、豆腐等豆制品应在营养师的指导下限量食用。

根据血钠、血钾和尿蛋白情况来及时调整选取的食物和每日食谱。

宜食食物：山药、山芋、土豆、藕、粉丝、藕粉、西米等；青菜、白菜、卷心菜、芹菜、橄榄菜、苦瓜、丝瓜、冬瓜、金瓜、黄瓜、南瓜，西红柿、茄子等蔬菜；梨、橘子、苹果、草莓、猕猴桃、桃、西瓜、葡萄、芒果、木瓜等新鲜水果。

忌食食物：动物内脏、蛋黄等含胆固醇高的食物；咸肉、咸蛋、香肠、火腿等加工肉类、咸菜等盐腌食品；加盐面条、糕点及含盐调味料。

⊙食谱举例

早餐： 米粥1小碗，煮鸡蛋1个，麦淀粉饼56克。

午餐： 米饭1小碗，蒸青鱼100克，芹菜绿豆芽（芹菜100克、绿豆芽150克）。

晚餐： 米粥1小碗，青椒胡萝卜木耳150克，肉丝粉丝煲（肉丝25克、粉丝15克）。

消夜： 牛奶250毫升，猕猴桃1个。

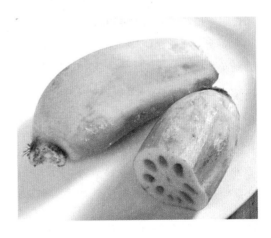

合并心力衰竭的高血压患者的饮食调理

高血压发展到严重程度就会影响心脏功能，可能发展到气急、咳嗽、水肿、肝肿大等一系列心力衰竭的症状。此时，高血压患者的饮食就要按照心力衰竭的营养要求来调整，以减轻心脏负荷。

⊙饮食原则

少食多餐。食用细软、易咀嚼、易消化的食物，避免食用辛辣刺激性食物和容易引起胀气的食物。

低能量。每日能量摄入满足需要即可，以免增加心脏负荷，对心肌功能恢复不利。

低钠盐、少饮水。每日食盐摄入量为1~2克。如果水肿明显，还要避免摄入过多液体和水分。

蛋白质的量不宜过高或过低，适量食用煮烂的鱼、蛋、瘦肉。

多食用含钾丰富的蔬菜和水果，以补充钾的不足，还有利于保持大便畅通。

宜食食物：软饭、软馒头、小包子、各种米粥；豆腐脑、豆腐、山药、青菜、菠菜、白菜、木耳菜、西红柿、柿子椒、茄子、丝瓜；冬瓜香蕉、苹果、橘子、猕猴桃、草莓、葡萄；青鱼、鲈鱼、鳜鱼、河虾、瘦肉、禽肉；蘑菇、木耳、鲜香菇；牛奶、酸奶等。

忌食或少食食物：咸肉、午餐肉等加工肉类；动物内脏、黄油、奶、氢化植物油；咸蛋、松花蛋及盐腌食品；含盐和加碱面条、点心；糖果、高脂肪糕点；过多的粗粮、大块食品；油炸或烟熏食品、风干食品、高脂海产品。

⊙食谱举例

早餐：小米粥1小碗，煮鸡蛋1个，面包1片。

午餐：肉末豆腐250克，碎菜粥1小碗。

晚餐：菜心虾仁细面条（菜心75克、虾仁50克、细面条75克）。

消夜：酸奶250毫升。

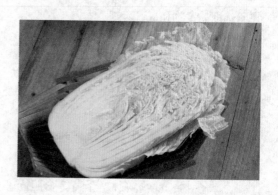

原发性高血压患者的饮食调理

原发性高血压患者的病因不是很明确，但是控制饮食对高血压患者来说肯定是有益的。

⊙ 饮食原则

尽可能少摄入食盐。对高血压患者来说，最重要的就是控制食盐的摄入量。高血压患者中多数人摄入盐分过多，因此，仅仅减少盐的摄入量就可使不少人的血压降低。健康摄入食盐的标准是每人每天摄入 6 克以下的盐。但有的高血压患者即使将每天盐的摄取量控制在 6 克以下，其血压仍在升高。

饮食有节制。饮食过量会导致身体肥胖，而肥胖将加重心脏的负担，从而引起血压升高。另一方面，进食过多，无论食物如何低盐淡味，但摄入食盐的总量却会增加，造成盐量超过标准，使血压升高。因此，高血压患者应控制饮食，每餐以八分饱为佳。

动物性脂肪、糖类切勿过量食用。动物性脂肪及糖类含热量较高，而且也是引起动脉硬化的主要原因，故高血压患者应当适量摄入，切勿过量。

注重营养均衡。饮食应注意六类营养成分的均衡，维生素、钙、食物纤维的摄入最易不足，要注意补充。

宜食食物：大豆及其制品、绿豆、赤豆、刀豆、荷兰豆、四季豆、豆浆；肉类鱼、虾、瘦肉，去皮禽肉；蔬菜类芹菜、生菜、油菜、竹笋、洋葱、蒜苗、萝卜；茭白、冬瓜、黄瓜、丝瓜、金瓜、西葫芦、大白菜、西红柿、茄子、海带等；菌类蘑菇、木耳、香菇等；海蜇、燕麦片、高粱米；水果类苹果、梨、柚子、猕猴桃、山楂等。

忌食或少食食物：油炸食品、罐头食品、腌制品、冰激凌、麦乳精、甜点、糖果、蜜饯、曲酒、肥肉、动物油、黄油、奶油、桂圆、荔枝等。

⊙ 食谱举例

早餐：米饭适量、牛奶250克、拌茼蒿菜、油豆腐适量。

午餐：米饭适量、柠檬拌牛舌鱼、酸菜醋蟹肉。

晚餐：米饭适量、清炖鸡柳、醋拌豆芽。

便秘类高血压患者的饮食调理

便秘病因复杂、患者众多，其对健康的危害容易被人们忽视，血压高的人便秘则更危险。便秘者大便时因用力过猛，常引起血压骤升。长期便秘更会影响情绪，使人心烦意乱，导致血压升高。

⊙饮食原则

结肠张力减退性便秘，食物应富含纤维。结肠张力减退性便秘即结肠运动迟缓乏力引起结肠性便秘，因此需要摄取能刺激结肠、促进结肠运动的食物，例如含纤维丰富的蔬菜、水果等。生蔬菜、豆腐渣、谷物等的纤维含量较多，可多食用。

结肠痉挛性便秘，食物应少刺激性。结肠痉挛性便秘患者的食物与张力减退性便秘患者的食物不同，结肠痉挛性便秘患者应选择能抑制肠的过敏性运动的食物，即易于消化的食物进食，同时，要注意放松心情，消除紧张情绪。应该少吃或不吃冷的、油炸的或含纤维多的食物，啤酒、香辣调味品会刺激肠胃，加重便秘。为了利于消化，可将牛奶烫热了再喝，喝蔬菜的汁液而不吃蔬菜。

直肠型便秘。有了便意却无意识地忍耐，造成习惯性忽视便意，久而久之，直肠对于粪便充盈的刺激丧失了敏感性，便形成直肠型便秘。这种直肠型便秘患者在食物方面不需格外注意，关键在于重视便意。还应努力摸索，寻求一套适合自己生活节奏的排便规律。

宜食食物：燕麦、荞麦、米、全麦、玉米、低脂奶酪、蛋白、青鱼、鲫鱼、鲳鱼、虾、海蜇、海参、兔肉、鸡肉、菠菜、白菜、南瓜、茄子、马铃薯、冬瓜、苹果、香蕉、桃等。

忌食食物：各种油脂、全脂奶、高脂肪食物、加工肉类、盐腌食物、烟熏食物、鱼子、动物内脏、乌贼、鱿鱼等。

⊙食谱举例

早餐： 米饭适量、清汤、热牛奶、苹果。

午餐： 米饭适量、菠菜卷、奶油马铃薯、红烧鸡肉丸子。

晚餐： 米饭适量、酱南瓜炸鱼、香蕉酸奶酪、鱼片豆腐汤。

更年期高血压患者的饮食调理

高血压病是更年期的多发病，患者除积极地药物治疗外，科学的膳食调理也非常重要。

⊙饮食原则

控制热量摄入，减少高脂肪饮食。高血压患者如果膳食热量摄入过多，饱和脂肪和不饱和脂肪比例失调，钠、单糖及纤维素过多，钾、钙等微量元素太少都是不利的，因此要减少饮食中脂肪的含量，特别是动物脂肪，如肥肉、肥肠等。

应食用低胆固醇食物。高胆固醇食物有动物内脏、各种动物油等，含胆固醇低的食物有牛奶、各种淡水鱼等。

限制含糖量高的食品。肥胖者或有肥胖倾向的高血压患者尤其要少吃甜蛋糕、甜饼、糖果等。

控制食盐的摄入。轻度高血压患者每人每天摄入食盐量应控制在6克以下；有急性高血压病的人，每人每天摄入食盐量应严格控制在1~2克以下，但凡含钠多的食物，包括咸菜、咸肉、腐乳等，都应在限制之列。

多吃新鲜蔬菜。根据蔬菜上市情况，在低脂肪摄入的前提下，适当增加新鲜蔬菜的摄入量，如芹菜、黄瓜、豆角、西红柿等，均对高血压患者有益。

严格控制烟、酒。吸烟有害健康，已是人们的共识，但饮酒依然是许多处于更年期朋友的嗜好，殊不知，饮酒对高血压病也十分不利，尤其是过量饮酒。因此，更年期高血压患者应严格控制烟酒。

宜食食物：卷心菜、胡萝卜、青菜、黄瓜、土豆、鸡毛菜等蔬菜及各种薯类；各种鲜果、干果；蟹、牡蛎、鳗鱼、贝壳类水产；猪肉、牛肉等。

忌食食物：咸肉、午餐肉等加工肉类；动物内脏；黄油、奶、氢化植物油；咸蛋、松花蛋及盐腌食品；含盐和加碱面条、点心；糖果、高脂肪糕点。

⊙食谱举例

早餐：香蕉芝麻豆浆、优质蔬菜棒。

午餐：炝白菜、柳松菇炖饭。

晚餐：海带南瓜汤、咖喱鸡生菜卷。

合并心脏病的高血压患者的饮食调理

心脏病是引起高血压的一个重要原因，对于合并心脏病的高血压患者来说，合理的饮食习惯至关重要。

⊙饮食原则

多吃新鲜的蔬菜和水果。据报道，一天吃一次水果和蔬菜可使中风的危险性下降6%，一天吃5~6份水果和蔬菜可使中风的危险性下降30%。柑橘、果汁、甘蓝、萝卜、芹菜、黄瓜、卷心菜以及其他绿叶蔬菜对心血管均有保护作用，可经常食用。新鲜的绿色蔬菜有利于心肌代谢，改善心肌功能和血液循环，促使胆固醇的排泄，防止高血压的发展。

控制盐的摄入。食盐过多会加重病情，一般来说，高血压患者每天摄取盐量最好控制在4~6克以下。需要注意的是，

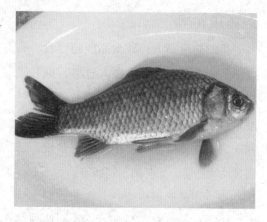

在低盐饮食的同时，要增加钾的摄入，钾可以保护心肌细胞，所以可多食含钾的食物，如苋菜、菠菜、油菜、西红柿、苦瓜、山药等。但高血压并发肾衰竭的患者，不宜食用含钾多的食物，以防体内钾过多而导致心律失常。

多吃动物蛋白。动物蛋白能够改善血管弹性，营养丰富而且利于吸收，如鱼、虾等动物蛋白可以去脂，防止动脉硬化，还可以抗血栓。但是要少吃鸡汤、肉汤类，因为肉汤中含大量氮浸出物，能够使体内尿酸增多，加重心、肝、肾的负担。

控制胆固醇、脂肪酸的摄入。少食油

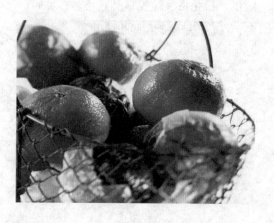

腻食物，尤其是动物脂肪，限制食用各种动物内脏（心、肝、肾）、肥肉、奶油、蛋黄、鱼子、河鳗、鳝鱼、蟹黄等含胆固醇、脂肪酸较高的食物，可以适量食用花生油、玉米油等植物油。为了避免加重肾脏的负担，蛋白质摄入量也不要太多，一般每天每千克体重摄入优质蛋白质1克左右为宜。

戒烟限酒。香烟中的尼古丁会刺激心脏，使心率加快，促使血管收缩，导致血压升高，尼古丁还能促使胆固醇沉积在血管壁上，增加冠心病和中风的发生概率。少量饮酒可增加血中高密度脂蛋白，能预防动脉粥样硬化，但过量饮用高度酒则会加速动脉硬化，且对降压药物产生抵抗作用，所以高血压患者饮酒应以低度少量为宜。

宜食食物：山药、高粱、土豆、藕、淀粉、粉丝、藕粉、西米等薯类及淀粉；苦瓜、花菜、丝瓜、冬瓜、金瓜、黄瓜、南瓜、菠菜、西红柿、番茄、茄子等蔬菜；虾、蟹、草鱼、白带鱼等；梨、橘子、苹

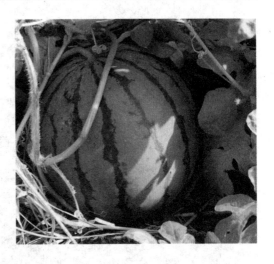

果、草莓、猕猴桃、桃、西瓜、葡萄、芒果、木瓜等新鲜水果等。

忌食食物：动物内脏、咸肉、咸蛋、香肠、火腿及含盐调味料。

⊙食谱举例

早餐：山药蔬菜汁、蔬菜米粉。

午餐：番茄海豆芽、花菜花枝汤、高粱饭。

晚餐：苦瓜炒蛋、蔬菜河粉、醋熘白带鱼。

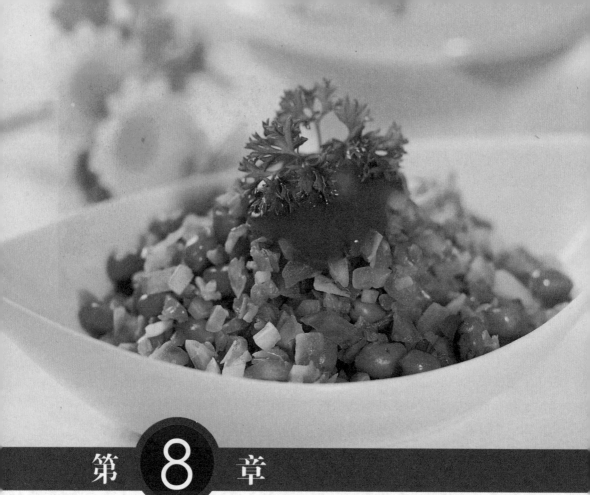

第 8 章

高血压的4项居家防治方法

高血压是一种慢性疾病，高血压患者更多的时间是在家里度过，那么居家护理对高血压患者来说就显得尤为重要，少了医生的嘱咐，无论是服药还是日常起居，我们都要更加小心。

方法1：日常生活

随着生活水平的提高，各种高血压危险隐患也增多了，据不完全统计，高血压发病率在各种疾病中居于榜首，严重威胁着我们的健康。而对日常生活规律的调节是防治高血压最为有利的一种手段。

⊙戒烟的重要性

香烟对人体产生的直接危害以及对心脏和血管的害处都很大。尼古丁加一氧化碳刺激交感神经，使末稍血管缩小，血流抵抗增加，血压上升。另外大家都知道吸烟时会一起吸进一氧化碳，一氧化碳吸入过多，血液中的氧气就会渐渐减少，一旦氧气减少到一定程度，就必须增加血液量以增加氧气的输送，这是吸烟导致血压增高的另一原因。

通过观察"连续25星期，每天吸入相当于20~40根烟的尼古丁量"的人得出结论，这些人除了发生血中总胆固醇、不良胆固醇、中性脂肪增加和动脉硬化等变化外，还有心肌梗死或末梢动脉闭塞现象，血中一氧化碳的浓度也较高。

临床实例：一位一天吸80根烟的老烟枪因为父亲的去世（心肌梗死）决心治疗高血压，由主治医生处获知香烟也是造成死亡的原因后，他开始戒烟。在完全禁烟并同时实行药物和饮食疗法1个月后，血压为150／92毫米汞柱，又过半个月后，血压稳定在140／90毫米汞柱。

⊙性格与情绪对血压的影响

据调查，个性过强、容易激动、遇事急躁、难以自抑、过分自负、刻板固执、多疑多虑、个性怪癖、长期压抑、抱有敌意、具有攻击倾向的人，易引起体内代谢失调，生理功能紊乱甚至罹患高血压。有报道指出，这种性格的人在调查中占高血压组的19.71%，这意味着极端内向型的个性特征是引发高血压病的一种重要因素。这是因为人在情绪改变时，大脑皮质和丘脑

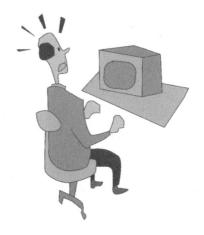

下部兴奋性增高，体内常产生一些特殊物质，如肾上腺素、儿茶酚胺、血管紧张素等，这些物质会使血管痉挛、血压增高。

原发性高血压是生物因素与社会心理因素综合作用所致的疾病。国外一些人格心理研究者认为：性格决定人对环境的适应性，而高血压的发生可以说是身心系统不能适应环境变化的结果，环境变化包括自然界的，也包括社会的。另一方面，人格特征也影响着人对环境变化所起的反应。首先是生理反应，每个人的生理反应具有不同的特征，有的人遇到刺激，生理反应迅速、持久、明显，有的人则相反，这种不同的生理反应正是人格特征致病的途径；其次是心理反应，当人遇到刺激后，所作出的主要心理反应是情绪变化，而人格特征则会影响到情绪变化反应的形式。不良刺激包括悲哀、愤怒、忧郁等，如果长期存在于个人机体中，无疑会导致某些生理、生化指标长期处于高水平状态，使某些器官所承担的负荷加重，甚至受损，最终导致器官衰竭，造成机体发病。

调查结果显示，高血压患者多数心胸不豁达、固执呆板、刚愎自用。

有一类人的性格是，当受人之托或自己要做某事时，总是雷厉风行、立刻就做；当请别人做事时，若做得稍不合意，则火冒三丈、大发雷霆，我们把这类性格急躁的人称为A型。另一类型的人，做起事来无拘无束、随遇而安，我们将其称为

B型。据调查得知，患心绞痛、心肌梗死的人以A型的人为多。另外，即使在同样的压力下，A型的人受到的刺激远远大于B型。以上这些足以证明，血压升高是精神紧张所致。过激反应不利于身体健康，所以奉劝那些进攻型的好强者，还是熄火歇歇吧。

综上所述，不良情绪是高血压发病的基础之一，而性格特征则是这个基础的重要因素，因此，要预防高血压的发生，必须做到适劳逸、调情志、节嗜好、慎起居，保证正常心理环境，矫正不良个性。

情绪会不会影响血压？现代生活会不会带来高血压呢？回答是肯定的。

在发达国家，高血压是一种常见病，而发展中国家在农村人群中高血压发病率却很低。西方国家本土居民或接受西方生活方式的移民很容易得高血压，这是什么原因呢？有学者认为，这可能与饮食习惯和缺少运动有关；另外，伴随着现代生活而出现的工作紧张也是一种因素。专家们指出，工作时需要高度注意细节但又不能带来成就感，或者工作没有主动权，缺少安全感等，也可能与高血压有关。

情绪激动，不论是愤怒、焦虑、恐惧还是大喜大悲，都可能使血压一时性升高，其原因是由于神经、精神因素引起高级神经活动紊乱，致使调节血压的高级植物神经中枢反应性增强，血液中血管活性物质如儿茶酚胺等分泌增多，小动脉痉挛收缩，血压升高。因此，注

意控制情绪对防止高血压的发生和发展有十分重要的意义。

那么，为什么人在情绪激动时血压会升高，平静下来后血压又能恢复呢？原因是情绪属于高级神经活动，人在情绪激动时，在大脑皮质的影响下，可兴奋位于延髓的心加速中枢和缩血管中枢，使交感肾上腺系统的活动明显增强，此时，不仅普遍的交感神经末梢所释放的神经介质去甲肾上腺素增多，由肾上腺髓质分泌入血液的肾上腺素量也大大增加。在交感神经和肾上腺素的共同作用下，一方面心脏收缩加强、加快，心输出量增多；另一方面，身体大部分区域的小血管收缩，外周阻力增大。由于心输出量增多和外周阻力加大，于是血压升高。平静下来后，一方面来自大脑皮质的神经冲动减少，交感肾上腺系统的活动减弱，使血压有所下降；另一方面，当血压升高时，还可通过主动脉弓和颈动脉窦压力感受器反射，使血压恢复。

主动脉弓和颈动脉窦是具有感受血压变化的压力感受器，正常血压波动对这些压力感受器有一定的刺激作用，神经冲动分别沿主动脉神经和窦神经传入延髓，调整心血管运动中枢的紧张性，以保持动脉血压的相对稳定。当动脉血压升高时，主动脉弓和颈动脉窦压力感受器所感受到的神经冲动增强，传入延髓中枢的冲动增多，使心抑制神经中枢的紧张性增高，心加速中枢和缩血管中枢的紧张性降低，由心交感神经和交感缩血管神经传出的冲动

减弱，由心迷走神经传出的冲动增多，结果心跳变慢，心输出量减少，外周阻力减小，血压恢复正常。

⊙ 外界环境对血压的影响

外界环境是诱发高血压的重要因素，有人称之为允许因素，因为只有遗传因素还不足以引起高血压，必须在允许因素的影响下高血压才能发病。血压的升高是遗传基因与外界环境因素相互作用的结果。外界因素包括职业、居住环境、经济收入、文化程度、人际关系等，它们通过精神和心理因素影响血压。

职业因素：同一地区不同职业的人患高血压的概率显著不同，一般认为，需要持续性高度集中注意力而体力活动又较少的职业，高血压的患病率就较高，如司机、报务员、会计、统计人员、教师等；而农民、图书管理员等职业由于精神紧张度较低，高血压的患病率也较低。

居住环境因素：中国流行病学研究发现，城市的高血压患病率高于农村，城市

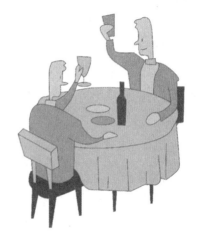

约为10.84%，农村约为6.24%。生活在大城市火车站附近或闹市因而经常被噪声骚扰的居民，高血压的患病率高于安静的农村，原因是人体在噪声环境下，去甲肾上腺素分泌增多，心跳加快，使血压升高；同时，噪声还能使具有保护心肌功能的血镁量下降，往往使冠心病的发病率增高。有人在噪声环境下用动物做实验，结果发现动物毛细血管壁变形，血流速度减慢，心肌和血管系统均受到损害。另外高原和寒冷的居住环境也是诱发高血压的因素之一。

经济因素：在发达国家，经济收入和文化水平低的人群，高血压的患病率高于经济收入和文化水平较高的阶层。

外界环境会让人体发生一系列的神经、体液方面的适应性调节，老年人更是如此。老人通常在夏季血压会轻度降低，冬季血压明显升高，冬季血压一般要比夏季血压高12/6毫米汞柱（1.6/0.8千帕），这主要是由于气温的影响，夏季皮肤血管扩张，冬季皮肤血管收缩。有证据表明，气温每降低1℃，收缩压升高1.3毫米汞柱（0.17千帕），舒张压升高0.6毫米汞柱（0.08千帕）。冬季气温下降，人体内的肾上腺素水平上升，体表血管收缩以减少热量的散发，同时肾上腺素可使心率加快，心输出量增加，这样就会导致血压的升高。夏季外界环境炎热，体表血管舒张，阻力下降，血流增加，同时也由于夏季出汗多、血容量下降等原因，使得血压下降。因此，有些高血压患者常因寒冷刺激

导致血压急剧上升而发生脑中风。

⊙空气污染对血压的影响

一项新的研究发现，那些试图降低血压的人，在注意饮食中盐的摄入量的同时，还应该考虑自己呼吸的空气中污染物的含量。

德国国家环境卫生研究所的研究人员在一项有2600多名成年人参加的调查中发现，血压的高低随着空气中污染物的含量而有所变化，空气中的某些污染物可以影响到人体控制血压的神经系统，这就意味着空气污染可能会引发心脏病和其他心血管问题。

研究人员在1984-1985年间和1987-1988年间，分别对年龄介于25~64岁之间的德国南部成年人进行了测量，观察他们的血压与空气污染物含量之间的关系。

研究结果发现，其他对心脏有危险的因素，比如心跳频率增加，在污染空气中收缩压会上升6.93毫米汞柱。研究人员解释说，空气污染会影响温度、大气压和湿度，这些都会对血压造成影响。

美国最大的几个城市近20年来由于汽车造成的空气污染物增加，同时死亡率也有所上升，这个研究结果可对此现象进行解释。另外一组研究人员猜测，空气污染可能是造成死亡率高的一个原因，因心脏病住院的病人中有5%是因空气污染而发病的。

⊙睡眠不足对血压的影响

高血压的发病人数在世界范围内呈逐年

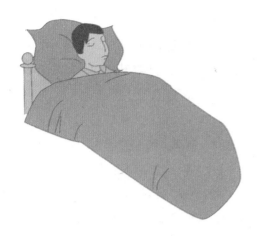

增多的趋势，大量研究显示，高血压是引发多种心血管疾病的危险因素。高血压的发生和后天生活环境有关，但睡眠障碍是否会增加患高血压的危险，目前尚不清楚。

目前，失眠的危害尚未得到足够的重视，一个由13位睡眠研究专家组成的小组进行的一项调查显示，失眠正困扰着8400多万美国人，由于他们无法入眠或因失眠而无法恢复体力，导致其社会心理功能和生活质量明显下降，有人甚至患上了失眠症。并且，由于长期失眠，失眠并同时伴有高血压已经变得更加常见了。为此，研究人员第一次对美国国家健康与营养调查研究的4810名32~86岁的参与者进行了研究。

研究结果显示，在1982-1992年期间，共有647人被诊断为高血压；在32~59岁的人中，每天睡眠不足5小时者患高血压的危险明显增加，是睡眠正常人群的两倍多。除去肥胖和糖尿病等干扰因素，研究人员发现睡眠不足与血压增高之间仍存在着较为明显的正相关性。但睡眠不足为什么可增加患高血压的危险性，其机制还有待进一步研究。

瑞典哥德堡大学邹丁博士说，睡眠是一种自主神经系统的非随意性活动，短期性的失眠是人体正常的反应，一般不久便可恢复正常。已出版的《失眠处理指南》也强调，一旦确诊失眠，失眠者应按时服药，所使用的药物也不应有依赖性或隔日残留效应等明显的副作用，通过新药的应用和良好的监测来努力消除患者对失眠药的依赖性。研究人员认为，一旦有更多的证据证实睡眠不足可导致血压增高，那么延长睡眠时间、提高睡眠质量将有助于高血压的预防和治疗。

⊙ 预防并发症的注意事项

高血压并发症尽管发病急骤、病情凶险，但并不是不可预防的，预防高血压并发症要注意以下几点：

①血压要控制在一个比较稳定的范围内。近年来有数据表明，只要适当控制血压，高血压并发症的发生率可明显降低。要使血压稳定，就要长期服药。

②要排除一切危险因素，改变不良生活习惯。

③控制食盐用量，合理膳食结构。

④坚持体育锻炼，定期进行健康检查。

⊙ 警惕保肝药引起高血压

甘草甜素类制剂也称甘草酸制剂。甘草甜素是从中药甘草中提取的，据研究，甘草甜素比砂糖甜250倍，可作为糖料使用。在医药界，甘草甜素是目前最常用的保肝药，制剂较多，如强力宁、甘利欣、甘力康、美能等，其有效成分都是甘草甜素，有静脉注射的，也有口服的。

甘草甜素由日本学者于1958年首先应用于临床治疗肝病，20世纪70年代后引进中国。据日本学者研究，该药的药理作用比较广泛，能抑制肝脏炎症反应，保护肝细胞膜，增强肝脏的解毒功能，减轻肝脏的病理性损害，提高肝细胞对化学伤害的抵抗力，促进胆红素代谢，有很好的利胆降酶效果。另有人发现，此药有一定的抗病毒作用和抗肝脏纤维化作用。日本还将此药用于治疗消化性溃疡、皮肤病，也取得了较好的疗效。不论从基础理论研究还是从临床验证，甘草甜素制剂的保肝作用是确切的、可靠的，多年来一直被医生和广大患者所喜爱，被称为"第一保肝药"，临床应用十分广泛。

但甘草甜素最明显的副作用是对病人水盐代谢的影响，可引起所谓的"假醛固酮样作用"。醛固酮是人体肾上腺皮质分泌的盐皮质激素，主要影响水盐代谢，即让水和钠保留在人体内，同时增加钾的排出，它还能使健康人血中的游离型氢化可的松作用增加8倍，从而引发高血压。如果应用甘草甜素剂量大或者时间较长，这种类似醛固酮的作用则非常明显，可使病人尿中排出的钠减少，尿量也减少，而排出的钾增加，病人就会发生浮肿、高钠血症和低钾血症，最终导致高血压。不少医生和肝炎患者忽视了此药的副作用，不少慢性肝病患者还自己购药应用，结果出了麻烦，甚至使病情加重。

日本学者研究发现，甘草甜素并不是促进肾上腺皮质分泌醛固酮，而是直接作用于肾小管，起到了醛固酮样作用，故称为"假醛固酮样作用"。在20世纪80年代，日本学者又研制出复方甘草甜素制剂（美能），在其中加入了两种氨基酸，即甘氨酸和半胱氨酸，称其可以抑制甘草甜素对水盐代谢的影响，增加排钠，有利尿作用，减少高血压反应。但有人认为，这只是加入的氨基酸在起着排钠、利尿作用，仍不能抑制甘草甜素对水盐代谢的影响，因此，甘草甜素制剂的副作用并没有得到很好解决。

不管是单方甘草甜素还是复方甘草甜素制剂，都对人体血清的钾、钠离子有影响，也都可能引起高血压反应，只是程度不同而已。

该药是治疗慢性肝病最常用的药物，患者有时需要用药3~6个月，所以必须警惕它的副作用，做到如下几点：

①应在医生指导下应用，自己不要擅自服用或静脉点滴，更不能自己擅自延长疗程或加大剂量。

②没有高血压病史的慢性肝炎患者应用甘草甜素制剂一般不应超过3个月，在3个月后病情仍不好转者，可改用其他保肝药，如水飞蓟制剂、肝泰乐等。

③有高血压病史，且年龄在40岁以上的中老年慢性肝病患者，要慎用或不用甘草甜素制剂，中度以上高血压病人禁用此药。

④应用甘草甜素制剂的病人一定要定期检测血清钾、钠离子情况，监测血压，必要时加用保钾类利尿剂，如安体舒通（螺内酯），它是一种醛固酮拮抗剂，可对抗甘草甜素的副作用，在利尿排钠的同时做到保钾。

⑤甘草甜素制剂的保肝作用虽然值得肯定，但最好有抗病毒药物给其"保驾护航"，一味依赖保肝药物治疗肝病虽能取得一定效果，但效果不会持久，只有抗病毒药物将肝病病毒强力抑制，才能更好地发挥保肝药物的功效。

⊙秋冬季应警惕脑中风

秋冬季是脑中风的高发季节。脑中风包括出血性脑中风（脑出血）和缺血性脑中风（脑梗塞、脑血栓），其发病原因都与血压的骤然波动有关。因此，时值秋季，高血压患者应定期监测血压，规范服药，防患于未然。

大量调查表明，气温下降时，人的血压往往会升高，究其原因是：①机体为了保持体温恒定，减少散热，毛细血管会收缩，这会使外周血管阻力增加，从而导致血压升高。②气温低，出汗少，使血容量增加，血压升高。③秋冷之后，食欲增强，人们常常会进食过量碳水化合物、脂肪，吃了这些食物后会增加水分的摄入及保留，致血容量增加，血压升高。④天气寒冷，散热快，为了保持体温，人体交感神经兴奋，使血压升高。如果再有紧张、焦虑、急躁等应激情绪的存在，就可能导致严重后果。因此，秋冬季节，有高血压病史者应尽量保持血压平稳，防止血压波动。

有关专家指出，保持血压平稳的关键是规范服药，避免情绪大起大落。有的病人根据一两次自测的血压结果，便自己随便服药，这是不妥当的。要知道，由于测血压时间与服药时间关系密切，一两次结果并不能真正反映血压状况，所以高血压病人一定要在医生指导下服用降压药物。

天气逐渐变冷时，建议高血压患者要按时复诊。伴有糖尿病的高血压患者应注意控制血糖，保持低糖、低钠饮食，注意防寒保暖，尽量避免紧张、焦虑、急躁等应激情绪，以防脑中风的发生。

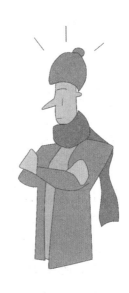

方法2：日常保健

"一日之计在于晨"，早晨是一天的开始，一天的精神情绪怎样就要看早上的状况。对于高血压患者来说，健康美好的一天要从早上开始。

⊙早上自然醒

"一日之计在于晨"，早晨是一天的开始，一天的精神情绪怎样就看早上的状况。对于高血压患者来说，美好的一天要从早上开始。

一些睡眠问题也能够引起高血压、心脏病和糖尿病。每个人的睡眠习惯都不相同，专家建议高血压患者最好把闹钟关掉，睡到自然醒，然后看看自己睡了多长时间，大多数人的睡眠时间是7~8个小时。还有一点就是询问伴侣自己是否打鼾了，不要小看打鼾，它说明您在睡眠过程中每小时至少有5次呼吸中断，这有可能直接导致中风。

（1）早上自然醒

躺着或睡眠时，血压通常保持在较低的状态，但醒来起床后，血压就会开始上升，如果再加上闹钟特有的强烈噪声，即使身体还平躺着，仍会因为受到冲击而使血压上升。如果患有心脏病，这种刺激还会成为极大的负担。血压高的人熟睡后在生理上会自然觉醒，所以最好让平常的起床时间依照自己觉醒时间的步调，也就是使身体自然觉醒。

（2）用轻柔的音乐唤醒自己

很多人习惯用闹铃来叫醒自己，认为只有这样才能彻底地让自己清醒，但对于高血压患者来说，最好不要这样，因为过于刺激的音乐容易引起血压上升。

最好的起床音乐是平常听惯的音乐，快要睡觉时听的轻音乐也同样适合起床时使用。总而言之，叫高血压患者起床的音乐不应是那种"起床吧！"之类的进行曲，而应是那种"再睡也没关系"的音乐，也就是和觉醒前感觉相同的音乐。

⊙起床后测量血压

调查研究发现，在凌晨两三点钟的时候，高血压患者的血压就开始升高了，有些人的血压在早上5点左右就已经达到高峰了。当然，高血压患者不可能在四五点钟时起床测血压，所以一般要求他们早上自然醒来后的第一件事就是测自己的血压，到下午三四点钟时再测量一次。每个人的血压规律不是完全一致的，要注意自己血压高的时间段，最合理的做法就是按自己主治医生的观察结果来安排测血压的时间。

（1）何时测量的血压才是标准的

血压是经常变动的，那么何时测量的血压值才能作为基准？

所谓基础血压，就是身体活动最少、只消耗呼吸所需的能量，也就是只维持基础代谢状态时的血压，也就是说，进行最小代谢必需的血压就是基础血压。因此，我们称早上刚起床时平躺状态测得的血压为基础血压。注意：为了排尿而起床活动身体后测得的血压就不能称为基础血压了。

安静后或深呼吸后测量，这时测得的血压就称为随时血压或日常血压。越接近基础血压的随时血压越理想。

因为高血压治疗的基准是以基础血压为目标的，所以基础血压也可以说是高血压发展的指标。但因生理上的规律无法改变，所以一天中血压会因为时间的变化而发生变动。

（2）每天在相同时刻测量

24小时的体内血压有某种程度的规律性，所以想知道血压的变动情形时，最好每天能在相同的时刻测定，这样就能正确比较出今天的血压比以前高或低。但需避免在运动后、沐浴后测量血压，而应在安静时、相同条件下测量。

在早晨起床时测量血压可以说是最适宜的，在床上测量，不但能充分保温，也能测得近乎理想的血压。坐在椅子上测量右臂血压似乎已成为测量血压的标准姿势，其实我们也可坐在床上测得理想血压。

（3）正确的血压测量方法

①将测量的手臂完全露出。

②压迫带的使用方法依照使用说明书，以不松不紧为原则，以能伸进一根手指为度，过松会使最小血压提升，过紧则会出现较低的最小血压。

③套压迫带的手臂应轻轻伸直，不要用力，不要握紧拳头。

④测量血压时，先用送气球送空气到袖套，必须送至能压迫上臂，尽可能做快速、流畅的连续性加压。

⑤加压完成后，开始排气测量血压，排气的速度以1秒钟2~4毫米汞柱最为适当，施行要点是平稳、连续施行，过快容易产生误差。

⑥加压、排气若中途失败，就必须将袖套中的空气完全抽掉，重新加压。

⑦测量完将血压计用干布拭干，保存在湿气较小的地方，每半年到购买商店校准一次。

⑧不要对自己测定的血压耿耿于怀，也不要因为每次的测定结果而变得神经过敏、忽忧忽喜，最好能抱着"那只不过是个参考"的心境。

⊙用温热的水刷牙洗脸

一些美容杂志说应该用冷水来洗脸，因为冷水可以促进血液循环，但是对高血压患者来说，事情却并非如此。因为只要手碰触到冷水，血压就可能急剧上升10~20毫米汞柱，所以寒冬期间，盥洗室被列为高血压患者最危险的地方之一。习惯用冷水洗脸的人，到了开始有高血压的年龄应迅速改掉这个习惯，早上要用温水洗脸。有人说用温水洗脸，脸上毛孔张开，会促使皮肤提早老化，如果在意这一点，洗脸后可用比体温略低的水湿润脸部。除此之外，漱口最好也用温水。

⊙ 空腹一杯温开水

清晨可以说是一天之中补充水分的最佳时机，因为清晨饮水可以使肠胃马上苏醒过来，刺激肠胃蠕动，防止便秘，更重要的是，经过长时间的睡眠后，血液浓度增高，这个时候补充水分，能迅速降低血液浓度，促进血液循环，让人神清气爽。

许多家庭有晚餐吃得丰富的习惯，因此晚餐时摄入的动物蛋白及盐分较多。动物蛋白在体内分解代谢会产生一定的毒性物质，早晨起床及时饮水，可通过促进排尿尽快把它们排出体外。早晨饮水也有利于把氯化钠尽快排出体外。平时饮水多、爱喝茶的人高血压及动脉硬化的发病率通常比较低。

⊙ 要养成规律排便的好习惯

高血压患者在服用降压药时，往往会因药物而引起便秘，因为降压利尿剂具有排出体内水分的作用，体内水分不足就会使大便变硬，引起便秘，所以服用降压利尿剂的人要养成规律排便的好习惯，以避免水分不足引起的便秘。

对高血压患者而言，便秘之所以必须引起重视，是因为它是造成脑中风的关键因素之一，因此血压未控制好的患者一定不要过于用力地排便，必要时可使用泻药，平时还应应用综合疗法解除便秘。

另外，对高血压患者来说，马桶一定要选择坐式，不宜用蹲式，这是因为用力屏气排便时，腹壁肌和膈肌强烈收缩，使腹压增高，而腹压的增高会使心脏排血阻力增加，动脉血压和心肌耗氧量也因而增加。据研究，排便时脑动脉压力可增加20毫米汞柱以上。血压骤升可导致脑溢血，心肌耗氧量增加可诱发心绞痛、心肌梗死及严重的心律失常，甚至可能造成猝死。另外，老年人血管调节反应差，久蹲后站起容易发生一过性脑缺血，容易晕倒甚至发生脑血管意外，而且蹲姿一用力就会压迫腹部的血管，致使头部血压急剧上升，所以蹲式马桶被认为是具有提高脑中风发作的危险物品。

坐式马桶的另一个优点是，即使是在寒冷的冬季，配上座便加热器，也能保持臀部温暖，所以可防止因臀部突然受冷而血压上升的现象发生。

方法3：运动保健

在一般人的观念中，高血压患者好像不适合做运动，其实不是这样的。运动可以调节人体的高级神经活动，使血管舒张、血压下降，也可以增强心血管的功能，促进脂质代谢，控制肥胖，增强人体的抗病能力。但是，高血压患者运动应该选择适当的项目，不宜参加过于剧烈的运动，要量力而行。

⊙高血压和运动

高血压病已经成为现代社会最常见的疾病之一，严重危害着人们的健康。国内外的治疗经验都已肯定，体育运动是高血压病的有效辅助疗法。运动疗法可以有效地协助降低血压，调整神经系统的功能，改善血液循环，提高身体活动能力和生活质量，是治疗高血压的必要组成部分。

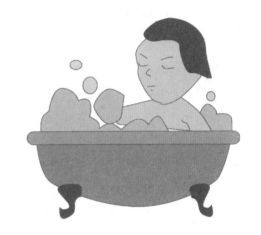

为什么运动可以使血压下降，目前认为有如下原因。

（1）运动能消除精神压力

精神紧张已经成为一种十分流行的文明病，它是人的机体对现代快节奏的生活及紧张的工作等刺激所做出的反应。精神紧张会让体内一些激素的分泌失去平衡，心跳速度加快、血压升高、新陈代谢紊乱。为了减轻工作、

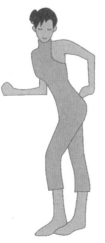

生活等方面的压力造成的紧张感，不妨多运动运动。人运动后，就可获得流汗的满足感，它几乎可以将所有的精神压力去除，血压也会因此下降。

运动也可使脑力劳动者集中在脑中的血液流向肌肉，使脑袋感觉到某种程度的轻松，成为暂时性的精神安定剂。同时，运动还可暂时性地促进末梢血液循环，促使血压下降。

因此，坚持运动可以使高血压患者情绪安定、心情舒畅，让工作和生活中的紧张焦虑得以缓解，使全身处于紧张状态的

小动脉得以舒张，从而促使血压下降。

（2）运动能增加微血管血流

在做中度以上的运动时，全身所需要的营养和氧气比安静时需要的要多很多，血液也必须大量输送，如果定期做这样的运动，身体就能适应，使体内微血管更有效率地输送血流至全身。在做了令人感到吃力的运动后感觉比较好，就是因为微血管血流急速增加的原因。

（3）运动能改善血管

长期坚持运动疗法的高血压患者，通过全身肌肉运动，可使肌肉血管纤维逐渐增大、增粗，冠状动脉的侧枝血管增多，血流量增加，管腔增大，管壁弹性增强，这些改变均有利于血压下降。运动还能让身体产生某些化学物质，促使血管扩张、血液循环加快，并有利于血液中胆固醇等物质的清除，使血管保持应有的弹性，可有效延缓动脉硬化的发生和发展，防止高血压病情的加重。

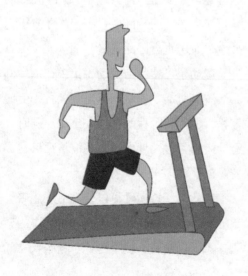

长期坚持运动可以调整自主神经功能，降低交感神经的兴奋性，改善血管的反应性，引起外周血管的扩张和血压下降。

（4）运动可以减肥

肥胖症和高血压都是很常见的疾病，流行病学研究表明，肥胖是高血压发病的主要危险因素之一，随着体重指数的增加，高血压的发病率也明显上升，高血压患者中伴有肥胖的约占10%~40%。

通过运动可以达到既减肥又降压的目的，实践证明，运动锻炼特别是适当的有氧运动可以改善血脂、血糖，并使体重下降、血压正常。

除此之外，运动还有增进体力，去除体内有毒物质和过剩药物，强化心脏等优点。

⊙对高血压患者有益的运动

虽然运动对身体的恢复有很大的帮助，但是也不能盲目地锻炼，首先必须了解哪种运动是对身体有益的。下面就给大家介绍几种对高血压患者有好处的运动。

（1）慢跑

慢跑是最适合高血压患者的一项运动，它可以有效地促进血液循环，减少血液中的胆固醇。

慢跑有以下效果：

①增进心肺功能。持之以恒的慢跑会使心脏收缩的血液输出量增加，降低安静心跳率，降低血压，增加血液中高密度脂蛋白和胆固醇含量，提高身体的抵抗能力。

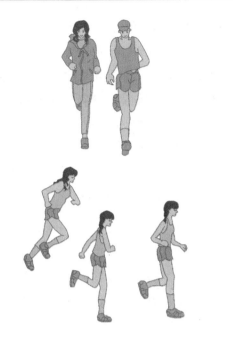

②促进血液循环。慢跑可使血流增快、血管弹性增强，具有活血去淤、改善血液循环的作用。慢跑时冠状动脉血流量较安静时可增加10倍，即每分钟血流量可达1200~1400毫升。长期坚持慢跑的人，平时心跳频率可下降到每分钟50~60次左右，这样可以使心肌得到较长时间的休整。

③减少血液中的胆固醇。慢跑能促进全身新陈代谢、改善脂类代谢，还可防治血液中脂质过高。慢跑能改善体内脂类物质的正常代谢，降低胆固醇和三酰甘油的含量，还可预防和减少胆固醇等脂质在血管壁上的沉积，从而起到防治高血压等老年性疾病的作用。

慢跑的要领：慢跑也称健身跑，其特点是动作简单、易掌握，不受场地、器材限制，男女老少均可参加。慢跑的方法及要领如下，一是跑步时步伐轻快而有弹

性，身体重心起伏小，上下肢配合协调，呼吸要和跑步的节奏相吻合，一般是二步一呼、二步一吸，也可三步一呼、三步一吸，呼吸时，要用鼻和半张开的嘴同时进行；二是运动强度和运动量要适宜，每分钟心率等于180减去年龄数，如跑步者为40岁，跑步时的适宜心率为每分钟140（或130）次。每次锻炼的次数、时间及距离如下：青少年每周4~5次，每次20~25分钟，距离为3000米左右；中老年每周3次，每次15~20分钟，距离1500米左右。

慢跑的注意要点：为了确保安全，在决定以慢跑作为保健运动之前，最好先请医生对自己的身体做一次全面检查，尤其是检查心肺功能及血糖、血压等。这样，一方面可请医生根据检查结果指导运动量，一方面可及时发现身体是否存在某些隐性疾病。

①心率不要超标。一般来说，运动时心率会增快，但以每分钟比平常增快15~20次为宜。

②呼吸应始终顺畅。呼吸要自然、深长、与步伐协调，不应有憋气感。如果跑步时呼吸急促，上气不接下气，则应降低速度或缩短跑步时间；如果跑步时气急且伴胸闷、胸痛，应马上停下来休息，必要时要上医院检查。

③讲究运动鞋质量。跑步时一定要穿合脚的胶底运动鞋，能防滑，又有弹性，可防着地时足底和关节因冲击而受伤，最好选一双高帮的运动鞋，可以对脚踝起保

护作用，防止扭伤。

④跑步的时间。最好选在道路空旷、空气新鲜、太阳不强的早上，其次以下午4~7点为较好的时间，但这个时间路上车辆多，有一定的危险性。饭后2小时内绝对不能跑步。有点感冒、宿醉等，身体状况不如平常时必须中止跑步。

⑤跑完后不要立即停下。跑完后不要立刻停下来，以慢慢地跑作为缓和运动，一点一点减低速度，直到变成走路的速度。如果不做缓和运动，肌肉在紧张状态下冷却，会疼痛或僵硬。

⑥有不适感时应立即停止。胸部有压迫感、头痛、侧腹疼痛时应立刻停止跑步，一边慢慢走，一边尽可能地吐气，吸气只要自然地吸入所需量就足够了，不必勉强。

（2）散步

散步是指闲散、从容地行走，各种高血压患者均可采用这种锻炼方法。做较长时间的散步后，舒张压可明显下降，症状也可随之改善。散步可在早晨、黄昏或临睡前进行，时间一般为15~50分钟，每天1~2次，速度可按各人身体状况而定。到户外空气新鲜的地方去散步，是防治高血压最简单易行的运动方法。

散步对各种年龄的人皆适用，对年龄较大的人来说帮助更大。因为老年人的身体条件较差，肌肉软弱无力，关节迟钝不灵活，采用这种简单轻快、柔和有效的方式进行锻炼，对身体非常好。散步时要平

稳而有节奏地加快、加深呼吸，这既能满足肌肉运动时对氧气的需要，又能提高呼吸系统机能，尤其是可让膈肌活动的幅度增加，增强消化腺的功能，通过腹部肌肉的运动，对肠胃起按摩作用，有助于食物消化和吸收，也可防治便秘。

散步前，全身应自然放松，调匀呼吸，然后再从容地散步。若身体拘束紧张，动作必然僵滞而不协调，这会影响肌肉和关节的活动，达不到锻炼的目的。在散步时，步履宜轻松，状如闲庭信步，周身气血方可调达平和，百脉流通。悠闲的情绪、愉快的心情不仅能提高散步的兴致，也是一个重要的养生之道。散步须注意循序渐进、量力而为，做到形劳而不倦，否则耗气伤形，达不到散步的目的。

散步的速度最好是每分钟120步左右，即快步走，久而行之，能兴奋大脑、振奋精神，使下肢矫健有力，但快步并不等于疾走，只是比缓步的步履速度稍快些。

（3）跳绳

每个人都玩过的跳绳是最适合高血压患者的运动之一。跳绳运动可持续性地活动身体，完全不需瞬间用力，但仍有相当大的热量消耗，约20分钟就能消耗300卡热量，也可培养敏捷性和脚力，而且不需要特别道具和场所，每天都可进行。值得注意的是，初学者、青少年、老人或已有多年没跳绳的人，千万不可贸然向难度高的绕旋跳挑战。

刚开始跳绳时，应先熟悉跳绳的正确

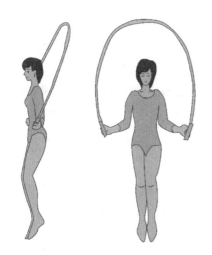

姿势，可以对着镜子或请别人看看您跳绳的姿势是否正确。

挥动绳子的要领可参考下面的标准：

①绳子形成美丽的曲线，形状不会松垮无力。

②绳子打在地板上的部分不要太多。

③能流畅、不感疲倦地持续。

在绳子着地前跳跃，绳子离开地板后脚着地，调节脚和腰部的弹力。反复这个动作，就能找到容易持续进行的节奏。跳跃时，拳头到达胸部的高度即可。跳绳中，常常会不小心扭伤脚部，因此需要做好准备和缓和运动，以预防运动伤害。

（4）瑜伽

目前已有许多科学实验证实，练习瑜伽确实会使人生理上产生变化，如脑血流量、手掌和脸部的温度等，都会有所改变。长期练习瑜伽可降低血压和改善血液循环，对于后背痛等肌肉问题有相当好的舒缓效果。有些科学家认为，瑜伽的功能近似针灸，可以借由刺激脑内啡的释放，来达到舒缓止痛的功效。

练习瑜伽可降低血压。充分掌握瑜伽的姿势及呼吸法后，练习瑜伽时就没有痛苦和不适感，能非常自然地进行，这时可以说是已融入瑜伽的精神状态。

从姿势来看，瑜伽中虽然有些非常奇妙的姿势，但做的人却必须顺从此姿势，直到自己认为这是最愉快、最美的姿势。在瑜伽的世界里，没有奇怪的姿势，也没有难看的姿势，可以说瑜伽的至高境界是完全处在自我陶醉的世界中。

因为瑜伽将练习者置于无我的世界中，所以练习瑜伽也可去除精神上的纠葛，这和坐禅等将目标指向无我世界的行为是共通的。因为物我两忘可以说是缓解高血压的基本条件，所以练习瑜伽可降低血压。但是，如果瑜伽练习者仍然处于存在不适感的阶段，练习瑜伽反而会令血压上升。

练习瑜伽的重点在于呼吸。瑜伽的呼吸是吐气稍大，吸气自然进行，绝对不可用力屏气。

（5）游泳

泳池中的水对皮肤有冷刺激，刚入水可使皮肤血管先收缩后舒张，一段时间后血管又收缩，这样的收缩和舒张可以改善血管的功能，促进血液的再分布。同时，游泳时身体取水平位，减轻了心脏的负担，这对治疗高血压有一定的帮助。

哪些高血压患者可以游泳：患者不是由于肾炎、多囊肾、嗜铬细胞瘤等疾病引起的高血压，而且血压轻度增高，症状并不严重，原先又是游泳爱好者，患高血压后还是可以游泳的，若不会游泳也可以学习。凡因疾病引起的高血压还没有治愈，即病根未断前不宜游泳。高血压比较严重和发病比较剧烈时，不宜游泳，以免发生中风等危险，也不要为了游泳而强行使用降压药。

高血压病人游泳时还得注意以下一些问题：

○初学游泳容易精神紧张，会促使血压升高，所以要有熟悉水性的人陪伴指导，才可消除恐惧心理，而且应在浅水中游泳。

○注意水温，若水温太低，会加重身体里小动脉的收缩而让血压升高，因此最好选择在26～27℃的水温中游泳。

○游泳时动作不应太激烈，运动量不宜太大，否则会加重心脏负担，也会使血压升高。另外，游泳时不要追求速度，不要用大力。

○高血压患者游泳应采用不太费力的泳式，例如仰泳、蛙泳等，至于自由泳、蝶泳等使劲较大，而且身体摇晃比较厉害，最好少采用。

○应在有组织的情况下参加游泳，不能独自游泳，更不能到不了解环境的江河湖海里游泳，以免发生意外。

○在游泳前应充分做好陆上准备运动，例如做体操、慢跑、打太极拳等。

（6）体操

体操的目的在于增强人体的调节功能，四肢大幅度的活动和放松的腹式呼吸有助于降低周围血管阻力，从而有助于降低血压。

体操的动作幅度宜大，肌肉要放松，并要和腹式呼吸结合进行。做体操应按节次顺序进行，不做长时间的低头运动（如过度体前曲）、不跳跃、不快速旋转、不使劲憋气、不紧张用力等，以避免血压波动或增加心脏负担。

（7）太极

太极拳对防治高血压有显著的作用，适用于各期高血压患者。据北京地区调查，长期练习太极拳的50～89岁的老人，其血压平均值为134.1/80.8毫米汞柱，明显低于同年龄组的普通老人。高血压患者打太极拳有三大好处：第一，太极拳动作柔和，全身肌肉放松能使血管放松，促使血压下降；第二，打太极拳时用意念引导动作，思想集中、心境宁静，有助于消除精神紧张对人体的刺激，有利于血压下降；第三，太极拳包含着平衡性与协调性的动作，有助于改善高血压患者动作的平衡性和协调性，而且太极拳种类繁多，有繁有简，各人可根据自己的状况加以选择。

但高血压患者在练习太极拳时，应注意不要做动作过猛的低头弯腰、体位变化幅度过大，以及用力屏气的动作，以免发生意外。老年人由于患有多种慢性病，体育锻炼时更应注意，最好在医生指导下进行锻炼。

（8）气功

气功是中国传统的医疗保健运动，属非药物自我身心锻炼的范畴。练习气功能够改善高血压患者自主神经系统功能紊乱，降低过亢的交感活动。在高血压的发病机制中，交感活动亢进，血中去甲肾上腺素增高，练习气功后，血中去甲肾上腺素明显降低。但是练习气功必须注意以下几点：第一，必须在气功师的指导下进行，不可盲目自行练习；第二，练功时要动静结合，动的时间不宜过长，若出现不适感觉应立即停止；第三，严重心率失常、心动过速、严重心率过缓、心功能不全者均不宜选用此法；第四，运动时避免过量，注意掌握脉率和有无疲劳感，如果练功时出现心悸感或疲劳感，且在1小时之内不恢复，意味着运动过量，应适当调整练功强度，避免造成高血压患者心脑血管意外。

（9）甩手

甩手是一种十分简易的锻炼方法，对高血压患者、体弱者特别适宜，它有利于活跃人体生理功能，行气活血、疏通经络，从而增强体质，提高机体抗病能力。甩手的作用有防病强身、治疗慢性疾病，如咳嗽、慢性肠胃病、眩晕、失眠等。

甩手的方法及注意要点如下：

①站立姿势：双腿站直，全身肌肉尽量放松，两臂自然下垂，双脚分开与肩同宽，双肩下沉，掌心向内，眼睛平视前方。

②摆臂动作：按上述姿势站立，全身放松1~2分钟后，双臂开始前摆（勿向上甩），以拇指不超过脐部为度（即与身体成45°角），返回来，以小指外缘不超过臀部为限，如此来回摆动。

甩手要根据自己的体力掌握次数和速度，由少到多、循序渐进，以便身体适应，这样才能达到锻炼的目的。甩手要全身放松，特别是肩、臂、手部，以利气血通畅。甩手要以腰腿带动甩手，不能只甩两臂，动腰才能增强内脏器官的功能。甩手时呼吸要自然，如用腹式呼吸效果更好，唾液多时咽下。甩手后保持站立姿势1~2分钟，做些轻松活动即可。烦躁、生气、饥饿或饱食时禁止锻炼。

（10）按摩与颈部运动

通过按摩和颈部运动也可以使血压下降，还可以松弛颈部的僵硬。

①两手互搓与指尖按摩：处于身体末端的手脚指尖位于距离心脏最远的位置，患有原发性高血压时，这些地方的微血管很容易紧张，从而使血压升高。要松弛这种紧张，就要做按摩。方法并不特别，只要两手手指充分摩擦即可，一根一根手指充分揉搓更有效果。对脚和脚趾也同样给予按摩。手指揉搓虽没有立竿见影的效果，但每天有耐性地持续，就能取得显著的效果。

②转动颈部消除肩部僵硬：高血压患者的自觉症状之一是肩部僵硬，颈部运动可以松弛紧张僵硬的肩膀，也可使血压下降，可以说是一举两得的运动。刚开始

时，宜小幅度、缓慢地转动颈部，做完后再向相反方向转动。反复进行后，中途开始做大幅、缓慢的旋转，只要觉得肩膀有点僵硬时就可进行。

（11）垂钓

垂钓对健身、养生都很有益处，从运动医学、运动心理学等角度分析，垂钓对健身、养生有以下几方面的好处。

①垂钓能使人的神经和肌肉松弛：垂钓是一种行之有效的自我精神疗法，当一条活蹦乱跳的鱼儿被钓上来后，会使人欣喜万分，心中的快乐难以言表。鱼儿进篓，又装饵抛钩，寄托新的希望，因此，每提一次竿，无论得鱼与否，都是一种享受。此种乐趣冲淡了人们精神上的忧虑，患者处于这种精神状态中，必然有利于疾病的治疗。

②垂钓可使人身心放松：垂钓者从充满烟尘、噪声的城市来到环境幽静的郊外，与青山绿水、花草虫蝶为伴，与鸟语、蛙声、虫唱、流琴、鱼闹、林喧为伍，就有心情清爽、脑清目明、心旷神怡之感。而垂钓时全神贯注，直视鱼漂，又能诱使垂钓者迅速进入"放松入静、恬淡虚无、安闲清静"的状态，可以松弛心身、陶冶性情、延缓衰老。对长期从事脑力劳动、患有神经衰弱的老年患者来说，垂钓可谓益莫大焉。

③垂钓可改善心肺功能：从垂钓姿势上说，时而站立，时而坐蹲，时而走动，时而又振臂投竿，这就是静中有动、动中有静。静时可以存养元气、松弛肌肉、聚积精力，动时可以舒筋活血、按摩内脏，如此动静结合、刚柔相济，使得人体的内脏、筋骨及肢体都得到了锻炼，增强了体质。此外，垂钓之处，大多是有草木、水源的地方，或湖边塘畔，或水库滩涂，或江岸河沿，或涧岩溪旁，其处水浪翻飞、草木葱茏，在大自然中，吸入清新的空气，有利于改善人体的心肺功能，对治疗高血压、心脏病等慢性疾病大有裨益。

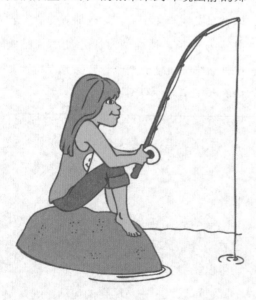

方法4：居家护理和用药

高血压作为一种慢性病，除了长期服药外，家庭的护理也是很重要的，而高血压患者的家人应该如何对高血压患者进行护理呢？高血压患者应该怎样进行自我保健呢？下面我们详细讲述。

⊙高血压患者的居家护理

高血压是一种慢性疾病，高血压患者更多的时间是在家里度过，那么居家护理对高血压患者来说就显得尤为重要，少了医生的嘱咐，无论是服药还是日常起居，我们都要更加小心。

高血压是一种慢性病，除了长期服药外，家庭的护理也是很重要的，下面就给大家讲述高血压患者的家人该如何对高血压患者进行护理，以及患者的自我保健方法。

（1）家庭成员的护理

高血压患者常有情绪不稳定如压抑、

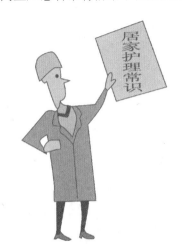

敌意、攻击性强或依赖性强的矛盾性格，以及心情烦躁、易怒、记忆力减退等症状，少数患者甚至会出现兴奋、躁动、忧郁、被害妄想等精神症状，因此高血压患者的家人要充分认识此病的特征，除了积极帮助患者就医诊治外，还要对他们体贴照顾，减少其精神上和工作上的压力，保持其心理平衡。还要注意保持室内的安静及清洁，减少影响患者情绪的因素，并保证患者充分的休息和睡眠，还可通过解释、说服、鼓励以消除患者的紧张和压抑心理。

照顾好高血压患者的生活起居十分重要，血压较高、症状较多或有并发症的患者需要卧床休息，但血压保持一般水平、重要脏器功能尚好的患者应适当进行活动，如散步、打太极拳、养花、适当的家务劳动等。

高血压患者的饮食要坚持低钠，这样不仅能使血压下降，还可增加利尿剂的降压效果和减少利尿剂的低钾反应。对肥胖的高血压患者，还应限制食物的总热量和

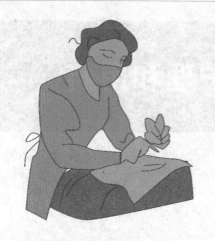

脂肪含量，每日脂肪量不能超过30~40克，并适当增加活动，以减轻体重，减少心脏负荷。高血压患者还要避免刺激性食物及过甜的食物，避免过量饮水，进食宜少量多餐，不要过饱，平时还要增加蔬菜、水果、高纤维素食物的摄入。

高血压患者平时要避免参加使血压升高的活动，如不要参加易引起精神高度兴奋的活动。在冬季要注意保暖，以避免寒风侵袭引起血管突然收缩使血压升高。要禁止吸烟，因烟中的尼古丁可导致血管痉挛。要预防便秘，因便秘会让患者排便用力，易使血压升高。要节制性生活，因过度的性生活会让血压急剧上升。另外，还要预防因体位性低血压而引起的头昏、眼花、恶心、眩晕、昏厥等症状，预防方法是避免久站不动、突然下蹲或做头部朝下的动作，改变姿势时动作要缓慢，淋浴时水温不宜过高，如一旦发生低血压，要立即平卧，抬高脚部，这样低血压就可得到缓解。

高血压患者在服药时还要注意药物的不良反应，药物剂量应从小剂量开始。多数高血压患者需长期服用维持量，但要注意降压不能过低、过快，尤其是血压重度增高多年的患者和老年人。因此，高血压患者家属要注意，看患者开始药物治疗后有无不适反应，让医生据此调整用药；还要监督患者遵医嘱服药，不可根据自己的感觉来增减药物；服药要准时，也不可忘记服药或在下次服药时补上次的剂量，更不能自行突然撤换药物。

高血压的并发症主要是脑血管疾病、高血压性心脏病、冠心病、尿毒症等，因此患者和家属在平时要注意观察预防，如注意头痛性质、精神状态、视力、语言能力等脑血管疾病的表现症状；观察有无呼吸困难、咳嗽、咳泡沫痰、突然胸骨疼痛等心脏损害表现症状；观察尿量变化、昼夜尿量比例、水肿情况，并参考血肌酐等肾功能检查，以便及早发现肾功能不全等。此外，还要定期门诊复查。

高血压在某些情况下，如遭受精神创伤、过度疲劳、过度兴奋、寒冷刺激等很容易引起复发，表现症状为头痛、烦躁、心悸、出汗、恶心呕吐、面色苍白或潮红、视力模糊、抽搐昏迷等。这时家属千万别惊慌失措，要沉着镇静地让患者立即卧床休息，平卧、头部抬高45°，并给予降压药物利血平、复方降压片、硝苯地平（心痛定）10~20毫克，待病情稳定后送医院治疗。如患者意识不清或昏迷，应把他的头偏向一侧，保持呼吸道通畅，并立即送医院治疗。在搬动患者时动作要轻，不要随意搬动头部，以免加重病情。

（2）高血压患者的自我按摩

对高血压患者来说，除注意调节情绪和药物治疗外，自我按摩保健也是一种很好的防治措施，现在就介绍几种对高血压有好处的按摩方法。

①推头：用两手大小鱼际按住头部两侧揉动，由太阳穴揉到风池穴，然后改用两拇指揉风池穴，以有酸胀感为度。

②抹前额：取坐式，双手食指弯曲，用食指的侧面，从两眉间印堂穴沿眉外抹到太阳穴处，至少10遍。

③顺气：双手平放在胸上，掌心贴胸部，用鼻深吸一口气，接着用口呼气，双手慢慢向下抚到小腹部，反复做10遍。

④浴腰：两掌手指并拢，紧按腰背脊柱两侧，从上往下挤压至臀部尾骨处，每次20遍。

⑤捏手掌心：血压急剧上升时，捏手掌心可作为紧急降压措施，其方法为先从右手开始，用左手的大拇指按右手掌心，并从手掌心一直向上按到指尖，然后返回掌心，直到每根指尖都按到，然后再照样按左手掌。

（3）高血压和衣服

当我们穿着衣服时，皮肤表面的温度大概是多少呢？穿着衣服时，衣服和皮肤周边形成的气候称为衣服气候，也就是皮肤和衣服最内层之间的气候。

衣服气候舒适的范围以温度31~33℃、

湿度40%~60%、气流（每秒流过皮肤表面的空气速度）10厘米/秒~40厘米/秒最为理想。在上述条件下的皮肤表面温度约在23~34.5℃之间，不冷不热，是人体感觉最舒服的温度。衣服气候和皮肤表面温度可在胸部或腰部周围查知。

①去除皮带等物品所产生的局部压迫：衣服压力也可能引起内脏功能障碍。衣服会压迫皮肤和皮肤下的血管，阻碍血液循环，提高血压。衣服压力的增加会让内脏的位置和形状发生变化，让内脏的疲劳度、不快感增加。衣服压力对血液循环的影响有多大？根据调查束腰对人体压迫影响的研究报告，因为束腰是穿在有骨盆的腰部，即使压力再高，也不会影响末梢的血液循环。但用血压计在大腿部测定，当大腿受到的压迫超过30毫米汞柱时，末梢的血液循环开始急剧减少；超过80毫米汞柱时，末梢血流量为未受压迫时的1/2。紧贴身体的牛仔裤压迫大腿而使血压升高超过30

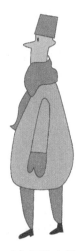

高血压和衣服

毫米汞柱并不罕见，我们将这一现象称为牛仔裤症候群。不只是牛仔裤，所有紧束衣物产生的压迫都会对皮肤的血液循环产生影响，促使血压上升。

束得过紧的皮带、领带、高领衣服、袜子带等，都会导致身体局部性血液循环障碍。回家脱衣服后，人们可以看到袜子带、手表等在皮肤上留下的痕迹，这些都是皮肤血液循环障碍的证据，这些障碍都可能成为严重影响血压的因素。

②厚重衣物的坏处：衣服的重量主要由肩部和腰部负担，据说男性服装的重量有50%~80%是由肩部负担，女性衣服60%~70%的重量是由腰部负担。冬季，40岁以上的人常常有肩膀僵硬的毛病，这或多或少都和衣服重量有关，这些因素和寒冷相结合，会使高血压更加恶化。衣服过重会使人行动不自由，对行动迟缓的老人来说，这可能会导致意外发生，所以轻便、保暖是老年人穿衣的关键。

③潮湿衣服会增加重量和压力：衣服一湿，就会增加重量，所以雨天或可能会下雨的日子不要忘了带雨伞或雨衣。棉布的吸水性强，一湿就会缩小，这会让身体表面的血液循环变得恶劣，高血压患者要多加注意。会弄湿衣物的不只是雨水，夏季的汗水也是原因之一，所以高血压患者应该尽量避免穿着牛仔裤或棉质贴身衣物和弹性差的衣物。

④冬季运动应穿着排水性好的贴身衣物：出汗时，棉质的贴身衣物不但

会紧贴着肌肤，而且热传导率变高，会夺走体温。冬季运动时，可穿着羊毛或尼龙等排水性良好的贴身衣物，上面再穿着吸水性良好的棉质衬衫，这样不但可减少不舒服感，体温也不容易散失。或是在里面穿着粗线编织而成的贴身衣物，上面再穿着羊毛衬衫，粗线编织的贴身衣物富有弹性，潮湿产生的不舒服感及体温散失率都会减少。

⑤衣服的形状也与保温有关：在衣服的设计中，和保温性有关的是覆盖身体面积的大小、开口部（领子、袖口、下摆等）状态等，衣服的设计对保温性的影响更胜于布料的质地和织法，例如，将保温性好的厚布料制成无袖、敞领的短衣，将保温性差的布料制成长袖、立领状的长衣，后者就比前者保暖，后者也就是保温性大的衣服。

皮肤露出的面积越大，人体的散热面积就越大，人就感到越凉快。反之，衣服覆盖的面积越大，人就感到越热。但有数据显示，当露出的皮肤面积超过皮肤总面积的25%时，散热量就不会再增加。怎样测定露出的皮肤面积是皮肤总面积的25%呢？当我们穿着短袖衬衫、裙子、短袜时，露出的皮肤面积就差不多是25%。

⑥利用开口部位调节保温：身体中散热量最大的地方是从肩部到腋窝直至侧腹部，所以，完全覆盖这些部分的棉坎肩是非常合理的保暖衣物。领子、袖口等开口部位对体温的调节有极大影响，如果觉得

寒冷，将下摆、袖口、领口紧闭即可。

⑦穿着保温法：在暖气发达的今天，即使是严寒的冬季，也不需穿着厚重的衣物，但如何穿着最适宜却需要我们下点心思。多穿几件衣服虽然能保温，但衣物过重或压力过强会导致血压升高。

可利用烟囱效果。下摆、袖口、领口的烟囱效果可应付户外的寒冷、室内的暖气，利用围巾、纽扣或拉链等打开或关闭烟囱出口，就可获得随时保暖随时散热的效果。重叠穿衣服达到6件时，不论衣服质料厚薄，皮肤温度都会呈阶段性上升。穿7件衣服与穿6件衣服相比，皮肤温度没有任何变化，也就是说，第7件衣物是完全没有用处的。

我们看到一些老年人总是穿得很多，这样对健康是有害无益的，衣服的压迫会对血液循环造成障碍，反而会使皮肤温度下降，对血压也不好。即使是轻便的衣物，如果一件件重叠穿上，仍会对皮肤血液循环造成障碍，促使血压上升。

内衣厚、外衣薄较容易提高皮肤温度。但在实际生活中，到处都有空调，因此衣服也要求能随环境而变，所以我们常常采取内衣薄、外衣厚的穿着方式，因为内衣穿得太厚，进入暖气房中即使脱掉外衣，仍然会觉得太热。

当我们需长时间待在寒冷的户外时，穿着方式应该是内衣厚、外衣薄；当我们待在户外时间少、室内时间长时，则穿着较薄的内衣。

（4）高血压患者的自我降压十法

高血压是中老年人的常见病，根据中医平肝息风的理论，对太阳、百会、风池等穴位进行按摩，不仅可以调整微血管的舒缩功能，解除小动脉痉挛，而且能疏通气血，调和阴阳，对预防和治疗高血压病有十分明显的辅助作用。一些高血压患者在长期的治疗中摸索出以下10种人工降低血压的方法：

第一，呼吸放松法。这种做法是其他九种降压法的预备动作，患者自然端坐在椅子或沙发上，两眼正视前方，两臂自然下垂，双手手掌放在大腿上，膝关节与大腿呈90°角，两足分开与肩同宽，全身肌肉放松，呼吸均匀。

第二，按摩百会穴。百会穴位于头顶的正中央，用手掌紧贴百会穴，按顺时针方向旋转，一圈为一拍，每次至少做32拍。此法的最大好处就在于可以宁神清脑，降低血压。

第三，按揉太阳穴。用手指按着太阳穴，按顺时针方向旋转，每旋转一周为一拍，每次至少做32拍。此法的作用在于清脑明目、疏风解表、止头痛。

第四，按摩风池穴。用双手拇指按揉风池穴，按顺时针方向旋转，每旋转一周为一拍，共需做32拍。此法的疗效是清脑提神、明目降压。

第五，摩擦颈两侧。用左手掌上的大鱼际擦抹右颈部胸锁乳突肌，然后，再用右手掌擦抹左颈，一次为一拍，共需做32

拍。此法的妙处在于能解除胸锁乳突肌的痉挛，并能起到降低血压的功效。

第六，按摩脑两旁。两手五指自然分开，用双掌上的小鱼际从前额向耳后按摩，每行走一次为一拍，共需做32拍。此法的功效在于能平肝息风、疏经通络、降血压、清脑。

第七，按揉曲池穴。找准肘关节处的曲池穴，先按揉右手，再按揉左手，两手各按揉一圈为一拍，共做32拍。此法的好处是能清热、降压。

第八，按揉内关穴。用大拇指按揉内关穴，先揉左手后揉右手，呈顺时针方向按揉，每按揉一周为一拍，共要做32拍。其功效是舒心开胸。

第九，扩胸调内气。两手放松下垂，然后握空拳，屈肘提拳至肩高，向后扩胸，最后放松还原，共需做32次。此法的好处在于舒心降压。

第十，引血脉下行。分别用左右手的拇指按揉左右小腿的足三里穴，引血下行，旋转一周为一拍，共要做32拍。其好处在于可健脾养胃、降低血压。

上述自我降血压十法易记易懂、简单易学，做一遍大约只需10分钟，且效果明显，关键在于按摩时要找准穴位，以局部酸胀、皮肤微红为度。如果您是一名高血压患者，不妨一试。

（5）晒太阳可以降血压

在户外晒10分钟的太阳，血压可下降6毫米汞柱。因为太阳光中的紫外线可使机体产生一种营养素——维生素D₃，维生素D₃与钙相互影响就能够控制动脉血压，所以适当地晒太阳能使血压下降。德国学者专门做过实验，让一些高血压患者接受疗程为6~10周的光疗法，利用刚好与自然光吻合的紫外线光谱治疗，几个月后，接受光照的患者血压明显降低，收缩压和舒张压均有很大程度的下降。其实，不论是已经患上高血压的患者，还是高血压的"储备军"，适当的户外锻炼都是必不可少的防治手段。专家建议，可根据年龄及身体状况选择慢跑、快步走、散步、太极拳等不同的锻炼方式，运动频度一般为每周3~5次，每次持续20~60分钟。

（6）干布摩擦有降压效果

寒冷是高血压患者的大敌，所以高血压患者必须努力提高自己的耐寒性。提高耐寒性的物理疗法有干布摩擦和冷水摩擦两种方法，都是强化皮肤、提高皮肤对寒冷的抵抗力的方法。但对高血压患者来说，冷水摩擦会暂时性诱使血压升高，因此具有危险性，还是以干布摩擦皮肤比较好。

干布摩擦除了可提高皮肤对寒冷的抵抗力、不易感冒外，还具有促进全身血液循环、使血压下降的效果。进行干布摩擦前，只需准备一块干的毛巾或入浴时使用的刷子，只穿一件贴身衣物，然后用毛巾或刷子摩擦全身。要有规律地进行，直到皮肤变红。不只是冬季，一年四季都可以进行这种降血压的方法。

（7）应该学会自觉控制血压

高血压病人的血压昼夜多变，清晨一觉醒来是血压增高最明显的时刻，也是心肌梗死、心绞痛和心脏猝死的高峰时刻。保持24小时血压平稳下降方可度过凌晨高危时刻，因而提倡使用每日用药一次的长效降压药物，如用短效药物，应先服药，后晨练。

血压下降到140／85毫米汞柱或更低是有益且无风险的，心肌梗死和脑中风病情稳定后仍应把血压降至上述的满意水平。有糖尿病和尿中可检查出蛋白的病人，血压控制应更严格，应将血压降至120~130/80毫米汞柱。老年人患了高血压，也应遵循以上标准。单纯收缩压增高的危险性大于单纯舒张压升高，应认真治疗控制。

联合使用两种或更多不同类的降压药时，应在医生指导下，从一种药物小剂量起始，逐渐增加剂量或品种，递增应缓慢，不可操之过急，要注意因人而异。

控制血压的同时每日应坚持服用50~75毫克的阿司匹林，这可明显降低心肌梗死的风险，且不会增加脑出血的危险，但应注意阿司匹林引起的肠胃等器官出血的副作用。

平时，高血压患者可用质量可靠的血压计自测血压，增强自我保健意识，这有利于长期将血压控制在满意程度。

（8）每日补充维生素C可降低血压

研究表明，每日补充维生素C 500毫克可以显著降低血压，这项研究是由波士顿大学医学院和俄勒冈州立大学的科学家共同进行的。科学家们认为，补充维生素C能降低血压是一项具有重大意义的发现，对于广大高血压患者来说，可以和医生配合，利用维生素C把血压降到可以接受的范围之内，而且没有药物的副作用。尽管每天身体只需少量的维生素C，但它和某些降压处方药一样灵。在试验中，患者每日服500毫克维生素C，一个月后，高压、低压都降低了9%。

⊙高血压患者的服药禁忌

（1）高血压患者的服药七忌

高血压不同于一般的疾病，高血压患者用药有不少禁忌，这就需要您时刻注意。

①忌擅自乱用药物：降压药有许多种，作用也不完全一样，有些降压药对这一类型高血压有效，有些降压药对另一类型高血压有效，服药类型不对，不但不能取得降压的效果，有时还会引起其他副作用危及生命。高血压患者的药物治疗应在医生指导下进行，按病情轻重和个体差异，对症治疗。

②忌降压过急：有些人一旦发现高血压，恨不得立刻就把血压降下来，于是随意加大药物剂量，这样很容易发生意外。对高血压患者来说，短期内的降压幅度最好不要超过原血压的20%，血压降得太快或过低会发生头晕、乏力等症状，严重时还可导致缺血性脑中风和心肌梗死。

③忌单一用药：除轻型或刚发病的高血压外，其他类型的高血压尽量不要单一用药，要联合用药，复方治疗，此举的优点是产生协同作用，减少每种药物剂量，抵消副反应。

④忌不测血压服药：有些患者平时不测血压，仅凭自我感觉服药，感觉稍好时就少服一些，感觉不好时就加大剂量。其实，高血压的自觉症状与病情轻重并不一定一致，血压过低也会出现头晕不适，如继续服用降压药是很危险的。正确的做法是定时测量血压，及时调整剂量，维持血压稳定。

⑤忌间断服用降压药：有的患者用降压药时服时停，血压一高吃几片，血压一降马上停药。这种间断服药不仅不能使血压稳定，还可使病情加重。

⑥忌无症状不服药：有些高血压患者平时无症状，测量血压时才发现血压高，用药后有头昏、头痛等不适症状，于是索性停药。高血压患者久不服药，可使病情加重，血压再升高，导致心脑血管疾病发生。事实表明，无症状的高血压危害也不轻，所以一经发现，应在医生指导下坚持用药，使血压稳定在正常水平。

⑦忌临睡前服降压药：临床发现，睡前服降压药易诱发脑血栓、心绞痛、心肌梗死，这是因为睡眠时血流速度减慢、血压下降，这是脑血栓形成的两个重要因素。睡眠与清醒时相比，血压明显降低，血流速度也明显减慢。在夜间，尤其在慢波睡眠期间，脑活动明显降低，代谢缓慢，因此脑血流更加缓慢，血中的某些凝血成分（如血小板、纤维蛋白等）很容易附着在粗糙的、发生粥样硬化的动脉内膜上，积聚成血凝块，将血管堵塞。高血压患者睡前服用降压药使血压降低，在入睡后血压会进一步降低，这种情况下极易形成血栓，所以高血压患者睡前应尽量避免使用降压药物。高血压患者晚上正确的服药方法是睡前2小时服药，还要随时测量血压，勿使血压过低。

（2）服用降压药物的最佳时间

一般认为，高血压患者最好先进行24小时动态血压监测，观察其有无昼夜节律。一般来说，约2/3的高血压患者夜间血压明显低于白天，夜间平均血压比白天下降10%以上，这就是通常所称的"昼夜节律"。少部分高血压患者无昼夜节律，这部分患者容易发生左心室肥厚。

有的高血压患者血压呈持续性升高，有的高血压患者血压则忽高忽低，但大多数患者血压呈"双峰状"，即清晨到上午10点和下午3~4点到晚上为两个血压高峰期。血压波动大的高血压患者，心、脑、肾会有明显损害。

一般来说，短效降压药每次1片，每日3次，饭后服用；中效降压药每日清晨服用一次或早、晚各服一次；长效降压药为每日清晨服用一次。

必须指出的是，夜间血压过低的患者，在临睡前不宜服降压药，以免夜间睡眠时血压降得过低，引起突发的心脑血管意外事件。无昼夜节律者，可在临睡前服一次短效降压药如硝苯地平等。至于白天血压较高的患者，以清晨一次口服长效降压药效果最佳。血压突然急剧升高者，应立即含服短效降压药如硝苯地平等，血压会很快下降。

（3）降压药物不能与哪些药合用

高血压患者需长期服用降压药，在这很长的时间里，患者往往会因其他疾病而需要服一些其他药物，高血压患者去医院看病时，要如实地把病情以及正在服用的药物名称和剂量告诉医生。

患有以下疾病的高血压患者，尤其要充分了解自己服用的药物，避免发生药物间的相互影响，最好是在专科医生指导下用药。

①治疗关节炎的药物：关节疼痛常用非类固醇抗炎药来消炎止痛，如消炎痛、布洛芬、扶他林等，这些药物与血管紧张素转换酶抑制剂卡托普利、依那普利、苯那普利（洛汀新）等，或利尿剂吲哚帕胺合用时，会降低降压的效果。

②治疗帕金森病的药物：帕金森病的治疗需要服用左旋多巴，左旋多巴与中枢抑制剂利血平和含有利血平的复方降压片合用，会影响降压效果。

③治疗肺结核的药物：服用抗结核药物利福平时，会影响钙拮抗剂的降压效果。

④治疗忧郁症的药物：患有忧郁症的患者服用三环类抗抑郁药多虑平时，会影响交感神经抑制性降压药可乐定、利血平的降压效果。

⑤治疗心律失常的药物：抗心律失常药物，如奎尼丁、慢心律等都会减慢心率，而含 β - 阻滞剂的抗高血压药物倍他乐克、氨酰心胺和钙拮抗剂缓释异搏定、恬尔心等，都会对心脏传导产生抑制作用，故不宜合用。服用胺碘酮时合用利尿剂吲哚帕胺，会引起低血钾，加重心律失常。

⑥治疗心力衰竭的药物：心力衰竭的患者使用洋地黄类地高辛时，服用钙拮抗剂硝苯地平、尼群地平、缓释异搏定都会增加地高辛的血药浓度。

（4）长期服用降压药的患者须知

理想的降压药是既能降压又廉价，而且没有副作用或较少副作用的。具体来说，理想的降压药应能有效地降低血压，且每天只口服一次，价格比较便宜，副作用较少，没有增加其他心脑血管危险因素的副作用。

①利血平（蛇根碱）：该药物是一

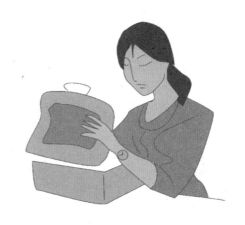

种生物碱，可用于伴有心率加快、精神紧张的高血压患者，因其属于儿茶酚胺耗竭剂，可致迷走神经相对亢进，而出现缩瞳、鼻塞、心率减慢、胃肠蠕动增强导致腹泻，还可引起胃酸分泌增加导致溃疡加重或出血、穿孔，长期服用可出现疲倦、乏力、嗜睡、抑郁，甚至精神错乱。倘若服药期间出现凌晨失眠（抑郁症的先兆），应立即停药。绝经期妇女服药后可增加乳腺癌的发病率，男性患者服用可引起阳痿。目前，市场销售的复方降压片、降压灵片中就含有利血平，故老年人、绝经期妇女、有精神疾病的患者，以及溃疡病患者最好不用这些药。

②心痛定（硝苯吡啶）：钙离子阻滞剂，适用于治疗严重顽固性高血压和高血压危象，特别适用于伴有肾功能不全或心绞痛的高血压患者。少数患者服用后可出现头晕、面色潮红、恶心、呕吐等醉酒样反应，有人还有心悸、舌根麻木、口干、发汗、食欲不振等不良反应。应特别注意的是，该药不宜与倍他乐克或心得安等 β-受体阻滞剂合用，以免出现心力衰竭或发生严重低血压。

③倍他乐克（美多心安）：该药能选择性地阻断心脏 β-受体，使心率减慢、心输出量减少、收缩压下降，降压效果迅速而显著，适用于轻、中度高血压患者。服药期间可能出现胃部不适、眩晕、头痛、疲倦、失眠、噩梦、心动过缓、心功能不全、房室传导阻滞等不良反应。

④心得安：该药为非选择性 β-受体阻滞剂，是降血压的常用药物。因 β-受体广泛分布于机体各系统器官，因此不良反应较多。支气管方面，可引起支气管痉挛，以致呼吸困难，诱发哮喘，故支气管哮喘患者应忌用；血管方面，可引起鼻黏膜微血管收缩，故忌用于过敏性鼻炎患者；大剂量应用（每次80毫克，每日3次）肢端会供血不足、发冷、疼痛，故外周血管功能不良者需要慎用；胃肠道方面，可引起恶心、呕吐、腹泻、腹胀等症状，但一般较轻，无需停药；血糖方面，用胰岛素治疗的糖尿病患者使用心得安时，可引起不易察觉的低血糖反应而导致严重后果；心脏方面，可诱发心力衰竭或心脏传导阻滞，有心功能不全、房室传导阻滞、心动过缓者应忌用；中枢神经方面，可引起疲倦、眩晕、失眠、多梦、幻觉等症状，因此睡前不宜服用该药；停药方面，长期服用心得安后骤然停药时，可诱发心绞痛，长期服药者必须逐渐减量后缓慢停药。

⑤双氢氯噻嗪（双克）：该药为排钠利尿药，降压效果明显，是轻度高血压患者的首选药物，其他类型的高血压常以此作为基础降压药。长期服用该药可出现恶心、呕吐、皮疹、紫癜、血糖升高、血氨增高、血尿酸增高及血钾过低等不良反应，并能增加心肌梗死的病死率。因此，伴有糖尿病、痛风、心肌梗死、心律失常、肝功能不良的患者及孕妇应慎用。复方罗布麻、复方降压片等降压药物中都含有双氢氯噻嗪，故患者在

选用时应加以注意。

（5）高血压伴有糖尿病的患者如何选用降压药

当高血压并发糖尿病时，我们不仅应该积极地治疗糖尿病，在降压药物的选择上也要考虑药物对血糖的影响。在糖尿病没有影响到肾脏之前，一般可选用血管紧张素转换酶抑制剂和α-受体阻滞剂来治疗高血压，可先从小剂量开始，逐渐增加剂量或两药联合用。由于噻嗪类利尿剂可干扰糖代谢和脂质代谢，会对糖尿病产生不良的影响，因此应谨慎使用；至于β-受体阻滞剂可导致内源性胰岛素分泌障碍，并能掩盖低血糖的临床征象，应慎用或不用。总之，β-受体阻滞剂或噻嗪类利尿剂应慎用或禁用于高血压病合并糖尿病的患者，尤其不要长期应用。合并糖尿病的高血压患者首选的降压药物为血管紧张素转换酶抑制剂、α-受体阻滞剂及钙拮抗剂。

（6）高血压伴痛风的患者如何选择降压药

痛风是由于人体内的一种名为嘌呤的物质发生了代谢紊乱导致的疾病，其典型表现为急性或慢性痛风性关节炎伴反复急性发作，血液尿酸浓度增高，久病者有痛

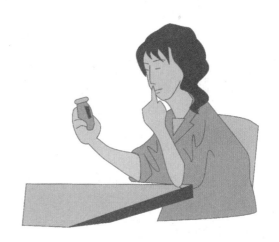

风石沉积，常导致关节畸形，并有肾脏病变，以致并发肾石症。

近年来，随着人们饮食结构的改变和人类寿命的延长，痛风的发病率日趋升高。约有25%未经治疗的高血压患者伴有高尿酸血症，因此高血压患者常同时患有痛风症。高血压伴痛风的患者，应该使用对肾脏有保护作用的降压药血管紧张素转换酶抵制剂，如开搏通、洛丁新、雅思达、一平苏，以及蒙诺等，或血管紧张素Ⅱ受体拮抗剂，如科素亚、安博维、代文等，而不宜使用可抵制尿酸排泄的降压药，如噻嗪类利尿剂及含噻嗪剂的复方制剂，复方罗布麻片及珍菊降压片中均含有噻嗪类利尿剂，因此不宜使用。

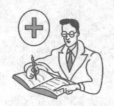